矯正治療をご希望の方へ

アライナー矯正治療受診ナビ

［監修］
西井 康

［編著］
岩田直晃

［著］
岡野修一郎／東野良治／牧野正志／山澤秀彦

クインテッセンス出版株式会社　2025

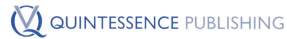

Berlin | Chicago | Tokyo
Barcelona | London | Milan | Paris | Prague | Seoul | Warsaw
Beijing | Istanbul | Sao Paulo | Sydney | Zagreb

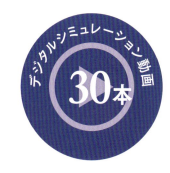

デジタルシミュレーション動画 30本

監修のことば

　矯正治療を考えたことがある人は、一度はアライナー矯正治療にするか悩んだことがあると思います。ワイヤー矯正治療はちょっとハードルが高いし、アライナー矯正治療だったらいつでも外せるし、歯も磨けるし、何より人にはわかりにくいですよね。私が患者さんなら、絶対に迷います。でも、ワイヤー矯正治療とアライナー矯正治療って何が違うの？　本当にアライナー矯正っていいの？　いろいろ問題になっているけど？って心配になると思います。

　アライナー矯正治療は、ワイヤー矯正治療と別物だと思っていませんか？　実は歯を移動させるという作用は基本的には同じなのです。また、装置をつける前に行う手順でもっとも大切な「診断」と「治療計画」は、装置によって違いはないはずですし、違ったらいけないのです。立案された治療計画を具現化させるものがワイヤー矯正装置であったり、アライナー矯正装置ということになります。ただ、アライナー矯正治療は、歯を移動させる方法が今までと違うため、その特徴や限界が完全にわかっていないところがあります。

　本書は、アライナー矯正治療に精通している歯科医師らが、その基本的なしくみから治療上の注意点、ワイヤー矯正治療との違い、アライナー矯正治療の限界を含め、アライナー矯正治療を検討される患者さんの疑問に答えるために書かれた1冊です。

　PART 1では、アライナー矯正治療の基礎知識としてその特徴が述べられています。とくに大切なところは、『2. アライナー矯正治療とは❷』(p.10)で示されたアライナー矯正治療は万能ではないこと、『5. メリット・デメリット❶』(p.14)のデメリット、そして『8. 治療プラン（治療の内容）』(p.22)のワイヤー矯正治療との併用についての記載です。アライナー矯正治療の良い点ばかりを強調するのではなく、医療者としてその限界をしっかり明記するという、患者サイドに寄り添った客観的な視点で書かれているところです。

　PART 2では、さまざまな治療例について解説しています。今悩まれている患者さんの噛み合わせの状態は、これらのどれかに当てはまると思います。これを見ることでどんな治療が行われ、どのように変化していくのかがイメージできるでしょう。

　本書は、アライナー矯正治療を患者さん向けに正面から正しい知識を与えてくれる書籍であると確信します。

西井　康
東京歯科大学歯科矯正学講座 主任教授

まえがき

◆歯科医師の先生へ

　私がアライナー矯正治療を始めたころはあまり情報がなく、相談する機会や質問できる先生も身近にいない試行錯誤の状態だった。ただ、Steve Jobsがいたころのアップル製品の発表会のようなワクワク感があった。そりゃあそうだ。あの頃はまだアライナー矯正自体が新しく、機能が毎年変わったりアライナーを薄く作れるようになったりと進化がめざましかった。それに自分自身もまだまだ知識や経験が乏しく、アライナーで歯列や咬合が変化していく様はワイヤー矯正しか知らなかった当時はとても斬新だった。しかし今は違う。アライナー矯正治療の進歩もある程度の限界まできている。現状のiPhoneのように見たこともないような機能や、使い方もわからないような新しいデヴァイスがポンポンと生まれる時代ではなくなったのだ。

　そんな時代でこれから大切になっていくのは、おそらく問題の本質を捉え無駄なことをしないこと。そしてアライナー装置という特徴や矯正治療の基本を理解し、さまざまな情報に惑わされないことではないだろうか。過去を遡り、普遍的な考えを学び、そこに今の技術を取り入れることで確かな治療が提供できる。さまざまな情報が溢れる今、流行りに流されず、時代の荒波を超え普遍的なものとして残ってきたその考えには、それだけの説得力と意味があることを本書で感じ取ってもらえればと思う。

◆患者さんへ

　アライナー矯正治療の成功は、患者さん自身の協力度に依存します。本書は2つのパートで構成し、PART 1では、アライナー矯正治療の特徴や治療の進め方、他の矯正治療との違いや注意点など、まず最低限理解していただきたいことを解説しています。PART 2では、アライナー矯正で治療した30人の患者さんの治療前・治療中・治療後を写真とともに示しました。歯並びや噛み合わせの状態によって治療経過や手段は異なりますが、ご自身に近いお口の患者さんの治療例をご覧いただき、参考にしていただければと思います。

　PART 2の30人の患者さんの治療後の歯並びを見ていると、口元がきれいになったうれしさだけでなく「しっかり噛めて食べられるようになった」「気持ちが前向きになった」など、生活にさまざまな変化が起こったのであろうことを想像します。アライナー矯正治療に限らず矯正治療にはそんな魅力があります。そのスタートは患者さんが納得したうえで踏み出す一歩です。本書がその一旦を担えれば幸甚の極みです。

岩田直晃

アールエフ矯正歯科 院長

目 次

監修のことば ………………………… 2　　まえがき ………………………… 3

PART 1　アライナー矯正治療はどんな治療?

岩田直晃

| 1 | アライナー矯正治療とは❶ …………… 8
| 2 | アライナー矯正治療とは❷ ………… 10
| 3 | アライナー矯正治療の開始時期 …… 12
| 4 | 治療の流れ …………………………… 13
| 5 | メリット・デメリット❶ …………… 14
| 6 | メリット・デメリット❷ …………… 17
| 7 | お約束事 ……………………………… 18
| 8 | 治療プラン(治療の内容) ………… 22

| 9 | 検査(資料採取) …………………… 24
| 10 | 付随する処置・訓練 ……………… 25
| 11 | アライナーの外し方 ……………… 26
| 12 | アライナーの破損・紛失 ………… 27

～PART 2は症例集です～
PART 2では、アライナー矯正治療による経過を30症例ご紹介します。右ページの目次には、歯科医師が症例を探しやすいよう「非抜歯」「叢生」「交叉咬合」などのキーワードを記しております。ご活用ください。

PART 2 アライナー矯正治療で治した例
—ご自分のお口の治療結果をイメージしてみましょう—

※スマートフォンやタブレットで各症例ページ内にある二次元バーコードを読み込んでいただくと、デジタルシミュレーション動画をご覧いただけます。デジタルシミュレーション動画および画像は、インビザライン・ジャパン合同会社の許可を得ております。

症例 1 上下の前歯のデコボコ❶ ……… 30
KEYWORD 非抜歯 叢生 交叉咬合
山澤秀彦

症例 2 上下の前歯のデコボコ❷ ……… 34
KEYWORD 非抜歯 叢生 口唇突出
牧野正志

症例 3 深い噛み合わせとすきっ歯❶ ……… 38
KEYWORD 非抜歯 過蓋咬合 空隙歯列
山澤秀彦

症例 4 深い噛み合わせとすきっ歯❷ ……… 42
KEYWORD 非抜歯 過蓋咬合 空隙歯列
岩田直晃

症例 5 前歯のデコボコと軽度の出っ歯 ……… 46
KEYWORD 非抜歯 上顎前突 遠隔診療
岡野修一郎

症例 6 前歯のデコボコと重度の出っ歯 ……… 50
KEYWORD 非抜歯 上顎前突 開咬
山澤秀彦

症例 7 前歯のデコボコと重度の出っ歯（補助装置併用） ……… 54
KEYWORD 非抜歯 上顎前突 アンカースクリュー
山澤秀彦

症例 8 正中のずれと出っ歯（補助装置併用） ……… 58
KEYWORD 非抜歯 上顎前突 ディスタライザー
東野良治

症例 9 前歯のデコボコと受け口 ……… 62
KEYWORD 非抜歯 反対咬合 叢生
岩田直晃

症例 10 下あごが出ている受け口 ……… 66
KEYWORD 非抜歯 反対咬合 叢生
牧野正志

症例 11 開咬❶ ……… 70
KEYWORD 非抜歯 開咬 空隙歯列
東野良治

症例 12 開咬❷ ……… 74
KEYWORD 非抜歯 開咬 遠隔診療
岡野修一郎

症例 13 前歯のデコボコと深い噛み合わせ❶ ……… 78
KEYWORD 非抜歯 叢生 過蓋咬合
東野良治

症例 14 前歯のデコボコと深い噛み合わせ❷ ……… 82
KEYWORD 非抜歯 叢生 過蓋咬合
岩田直晃

目 次

症例 15 前歯のデコボコと奥歯のすれ違い ……………… 86
KEYWORD 非抜歯 叢生 鋏状咬合
東野良治

症例 16 前歯の歯肉退縮と奥歯のねじれ(補助装置併用) …… 90
KEYWORD 非抜歯 捻転 ワイヤー矯正
東野良治

症例 17 重度の前歯のデコボコ❶ ………………… 94
KEYWORD 抜歯 叢生 交叉咬合
牧野正志

症例 18 重度の前歯のデコボコ❷ ………………… 98
KEYWORD 抜歯 叢生 遠隔診療
岡野修一郎

症例 19 重度の前歯のデコボコ(補助装置併用) ……… 102
KEYWORD 抜歯 叢生 ワイヤー矯正
牧野正志

症例 20 口元の突出感と上下の出っ歯❶ ………… 106
KEYWORD 抜歯 上下顎前突 遠隔診療
岡野修一郎

症例 21 口元の突出感と上下の出っ歯❷ ………… 110
KEYWORD 抜歯 上下顎前突 叢生
山澤秀彦

症例 22 重度の口元の突出感と上下の出っ歯 ……… 114
KEYWORD 抜歯 上下顎前突 遠隔診療
岡野修一郎

症例 23 重度の出っ歯(補助装置併用) ………………… 118
KEYWORD 抜歯 上顎前突 アンカースクリュー
東野良治

症例 24 重度の出っ歯❶ …………………………… 122
KEYWORD 抜歯 上顎前突 叢生
岩田直晃

症例 25 重度の出っ歯❷ …………………………… 126
KEYWORD 抜歯 上顎前突 遠隔診療
岡野修一郎

症例 26 重度のデコボコと受け口 …………………… 130
KEYWORD 抜歯 反対咬合 叢生
牧野正志

症例 27 出っ歯と開咬❶ …………………………… 134
KEYWORD 抜歯 開咬 上下顎前突
岩田直晃

症例 28 出っ歯と開咬❷ …………………………… 138
KEYWORD 抜歯 開咬 上下顎前突
牧野正志

症例 29 埋伏歯(永久歯が生えてこない) ………………… 142
KEYWORD 非抜歯 埋伏歯牽引 過蓋咬合
山澤秀彦

症例 30 前歯のデコボコ(小児矯正) ……………………… 146
KEYWORD 非抜歯 小児 叢生
岩田直晃

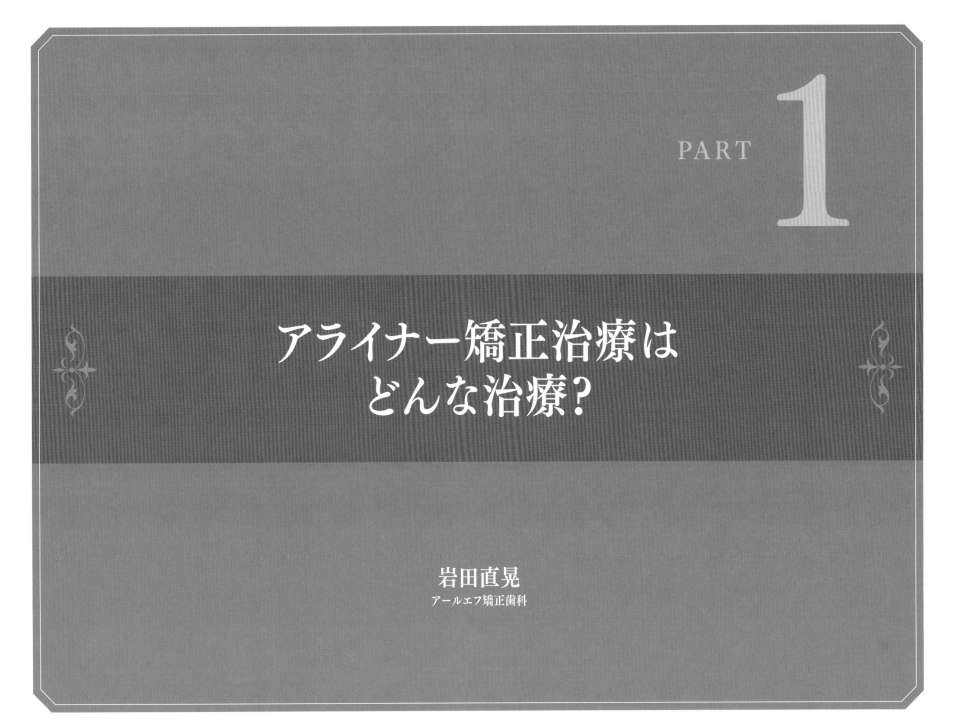

PART 1

アライナー矯正治療は
どんな治療?

岩田直晃
アールエフ矯正歯科

1 アライナー矯正治療とは❶

「アライナー矯正治療」は、透明なマウスピース型の装置（アライナー）を歯に装着して、歯並びを整えていく治療法です。形の異なるアライナーを定期的に取りかえ、歯を理想的な位置へ移動させていきます。

　患者さん専用のアライナー（マウスピース型の装置）を作ります。厚さ0.5mmほどのプラスチック（ポリウレタン）でできた装置です。その装置で歯を覆い、優しい力をかけ続けて歯を移動させていきます。装置は透明なため、矯正治療をしていることが気づかれにくいです。また、食事や歯磨きのときには、装置をご自身で取り外すことができます。

アライナー（マウスピース型の装置）

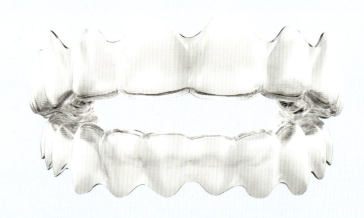
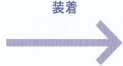
装着
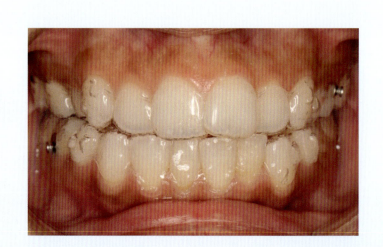

形の異なるアライナーを定期的に交換することで、歯が移動します。

- 一度に最後までのアライナーを作ります。
- アライナーの枚数は人によってさまざまです。20枚で終わる方もいれば、60枚を超える方もいます。
- 枚数や患者さんの使用状況、歯の動きやすさによって、おおよその治療期間が決まります。

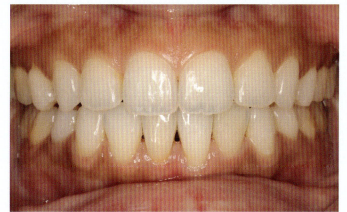

治療前

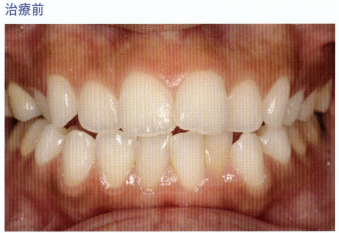

定期的に交換 →

治療後

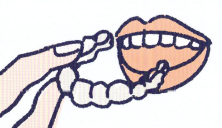

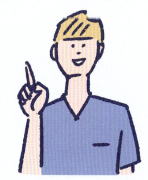

アライナーによる治療期間は、動かしたい歯の本数やその距離により異なりますが、平均で2年～2年半程度です。ワイヤー矯正治療とほぼ同じ期間で終了される方が多いです。

2 アライナー矯正治療とは❷

「アライナー矯正治療」は、さまざまな矯正治療法の1つにすぎません。歯並びの状態や生活環境などにより向き・不向きがあります。

　アライナー矯正治療は、誰もが受けられる治療ではありません。ワイヤー矯正治療と違ってアライナー矯正治療には治療が困難なケースもあり、そのような場合は他の治療法を選択するのが望ましいです。また、患者さんの協力度が治療結果に大きく影響を及ぼすため、患者さんの生活環境や性格などにより不向きな場合もあります。

アライナー矯正治療が向かない場合とは……

❶ 重度の不正な歯並び

❷ 下あごが小さく噛む力が弱い場合、または、あごの位置が不安定な場合

❸ 被せ物や歯のない箇所が多い場合

❹ 1日20時間以上の装着が難しい場合

など

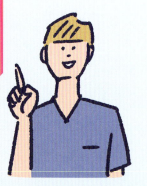

アライナー矯正治療に限らずどんな矯正治療にも、時間と費用がかかります。それだけかけて取り組むのですから、しっかりと効果が出る方法を選びたいものですね。ご自身に向いていない場合は、アライナー矯正治療以外の方法も考えてみましょう。

矯正装置にはさまざまな種類があります。

● 「どの装置がもっともよいか」ではなく、患者さんのお口の状態や生活環境、あるいは性格によっても望ましい装置は異なります。歯科医師と相談しながら選択していきます。

アライナー矯正装置

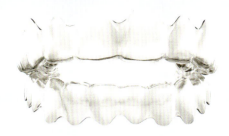

アライナー以外の矯正装置の例

ここで紹介する装置は、ごく一部です。歯科医院によっても取り扱っている装置は異なります。

子どもから大人まで

ワイヤー矯正装置
歯の表面（外側）にワイヤーなどの装置をつけて歯を移動させていきます。

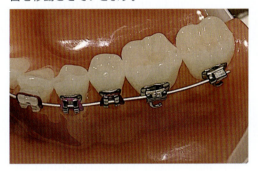

ワイヤー矯正装置（目立ちにくいタイプ）
歯の表面（外側）にワイヤーを使いますが、一部の装置に目立ちにくい素材を用います。

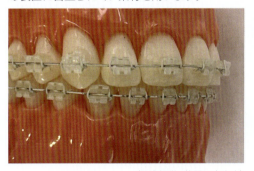

（写真提供：牧野正志先生）

舌側（ぜっそく）矯正装置
歯の内側にワイヤーなどの装置をつけて歯を移動させていく治療です。

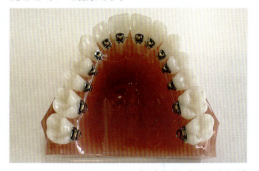

（写真提供：牧野正志先生）

子ども向け

床（しょう）矯正装置
歯列の幅を拡げるための装置です。患者さんで取り外し可能。

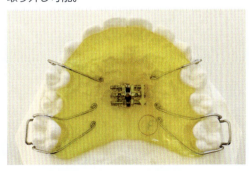

機能的マウスピース型矯正装置
骨格や機能の不正を改善するための装置です。患者さんで取り外し可能。

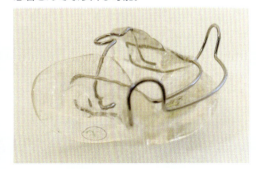

既製の機能的マウスピース型矯正装置
口周りの筋肉を整えながら、歯列を改善させていく既製の装置です。患者さんで取り外し可能。

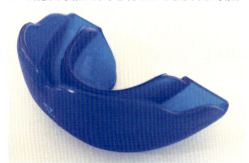

3 アライナー矯正治療の開始時期
第二大臼歯が生えた後からの開始がおすすめです。

　アライナー矯正治療では、治療終了までを予想して治療プランを緻密に立てていきます。しかし、乳歯から永久歯への交換は正確には予測できません。ですので、永久歯に生えかわって歯が安定してから治療をスタートするのがよいでしょう。一般的に永久歯のうち最後に生えてくるのは第二大臼歯で、11～14歳ごろになります（親知らずを除く）。

　ただし、アライナー矯正治療は取り外し式の装置のため、治療へのモチベーションが結果に大きく影響します。成長期に始める場合は、まずは歯並びの大切さやブラッシングの重要性を理解してからスタートしましょう。また、親御さんによるフォローも重要です。

　むし歯や歯周病がある場合は、治療でお口の状態を改善させてからアライナー矯正治療を開始します。歯や歯ぐき、あごの骨などの状態が健康であれば、何歳になっても矯正治療は可能です。

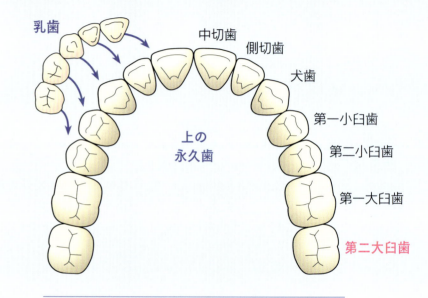

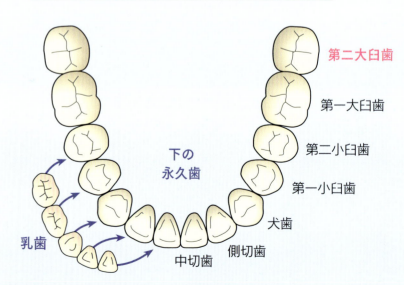

> 最近は、低年齢から始められるシステムもあります。ただし条件がありますので、適応になるか相談してみましょう。

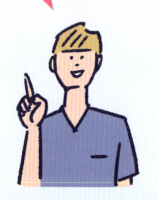

4 治療の流れ

初診時のカウンセリングや検査結果にもとづき診断し、治療プラン、治療費が提示されます。ご納得いただけたところで、治療を始めていきます。

アライナー矯正治療の主な流れ

歯科医院によって、多少異なります。

STEP 1
初診相談

歯科医院へ連絡して
予約後、来院

▼

問診票の記入

▼

カウンセリング（相談）

STEP 2
検査

写真・レントゲン撮影、
歯の型取り、お口の検査

STEP 3
診断・治療プラン等の説明

検査結果および
診断の説明

▼

治療プラン、治療費の説明

▼

ご納得いただけたところで
契約をし、次回受診時より
治療を始めていきます。

STEP 4
動的矯正治療

歯のクリーニング、
歯磨き指導

▼

アライナー製作用の歯の型取り

▼

アライナー製作・受け渡し

▼

アライナーの使用

▼

定期チェック
（1〜3ヵ月に1回）

STEP 6
定期検診

リテーナーのチェック、
歯のクリーニング
（3〜6ヵ月に1回）

STEP 5
保定

リテーナー（後戻り防止装置）
の製作・使用

治療完了

5

メリット・デメリット❶

矯正装置をつけていることが気づかれにくいなど、さまざまなメリットがありますが、デメリットもあります。

　他の矯正装置よりも、目立ちにくく、食事や歯磨きにおいても圧倒的に使いやすいのがアライナー矯正装置です。とはいえ、誰もがこの装置による治療を受けられるわけではありません。また、患者さんの協力度が治療結果に大きく影響を及ぼします。

アライナー矯正治療のメリット

- ☐ 装置が透明なため、気づかれにくい
- ☐ 取り外せるため、食事や歯磨きに影響しない
- ☐ 金属アレルギーのある場合も治療が可能
- ☐ ワイヤー矯正治療に比べ、比較的痛みが少ない
- ☐ ワイヤー矯正治療に比べ、しゃべりやすい
- ☐ ワイヤー矯正治療に比べ、歯ぐきや粘膜などを傷つけることが少ない
- ☐ 比較的、通院回数が少ない
- ☐ 立体的なアニメーション画像で、治療後をシミュレーションできる
- ☐ 治療終了時期の見通しが立てやすい
- ☐ 医院によっては、遠隔で治療状態の定期チェックをしてもらえる

アライナー矯正治療のデメリット

- ☐ 毎日、装置を一定時間つけないと、効果が発揮されない
- ☐ 指示通りに装置を交換していかないと、効果が発揮されない
- ☐ お口の状態によってはアライナー矯正治療が難しい場合があり、ワイヤー矯正治療を併用する場合がある
- ☐ ワイヤー矯正治療に比べ、推奨（適応）されるケースが少ない
- ☐ 奥歯から動き始めることが多く、前歯の変化が治療の後半になることがある。そのため見た目の変化を実感するのに時間がかかる
- ☐ 取り外せるため、紛失や破損のおそれがある
- ☐ 基本的にアライナー矯正装置は薬機法未承認であり、医薬品副作用被害救済制度の対象外

アライナー矯正治療では難易度が低い歯並び

☐ わずかにすき間がある、抜歯不要なケース

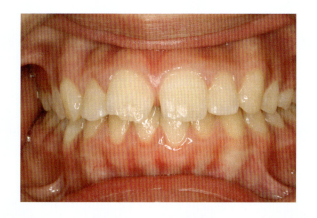

☐ わずかに歯並びが乱れ、歯列の拡大で噛み合わせの改善が見込める、抜歯不要なケース

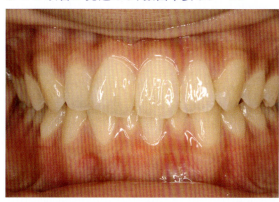

☐ 歯の大きな移動をともなわない、抜歯不要なケース

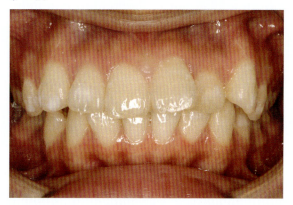

☐ 矯正治療終了後の後戻りケース

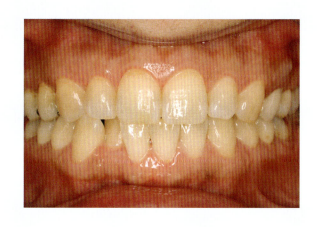

☐ 歯の移動量が少なく、かつ傾斜の移動のみで改善が見込める、抜歯が必要なケース

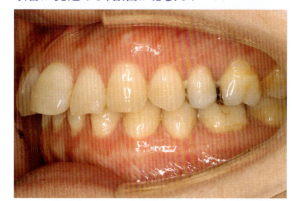

> アライナー矯正治療は、当然、歯科医師の経験と技術も影響します。重度の不正な歯並びでも、治療できる歯科医師も実際にはいます。しかし、アライナー矯正治療だけにこだわることはおすすめできません。アライナー矯正治療が不向きと判断された場合は、他の装置による矯正治療を検討することも大事です。

日本矯正歯科学会「アライナー型矯正装置による治療指針」をもとに作成

アライナー矯正治療では難易度が高い歯並び

☐ 犬歯が奥歯側へ傾斜した、抜歯が必要なケース

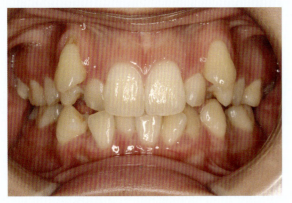

☐ 前歯が大きく舌側へ傾斜した、抜歯が必要なケース

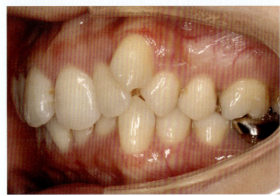

☐ 歯の大きな移動をともなう、抜歯が必要なケース

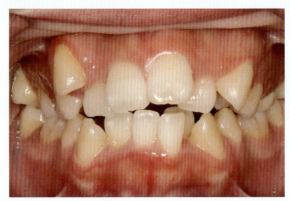

☐ 大きな回転、圧下（根っこ側への歯の移動）、挺出（歯をひっ張り出す）、および抜歯が必要なケース

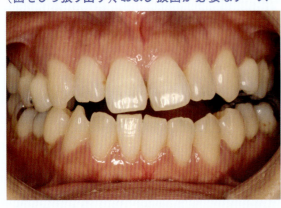

☐ 乳歯列期、混合歯列期で、歯の萌出予測が困難なケース

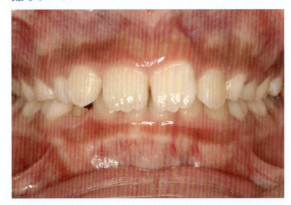

☐ 骨格性の不正があるケース

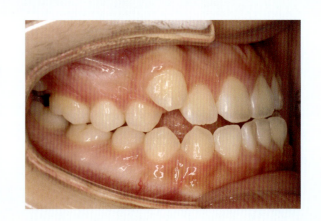

日本矯正歯科学会「アライナー型矯正装置による治療指針」をもとに作成

6 メリット・デメリット❷

矯正装置をつけていることが気づかれにくい治療ですが、"装置が見えない"わけではありません。歯に小さな突起物はつきます。

アライナーは透明なマウスピースであるため、確かに装置は目立ちません。ですが、「絶対に気づかれない」というものではありません。また、歯を効果的に動かすために、歯の表面に突起物をつけます。突起物も目立ちませんが、それでも気になる方は、歯の裏側に装置をつける舌側矯正治療を相談してみるとよいでしょう。

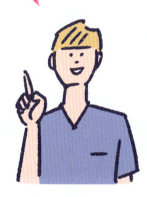

誤解している方もいるので、注意しましょう。そして、納得してから治療を始めましょう。

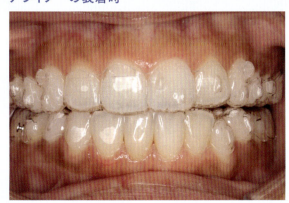

アライナーの装着時

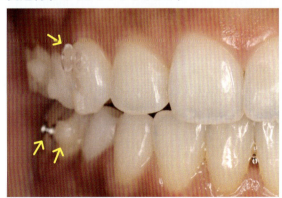

突起物（アタッチメントやボタン）

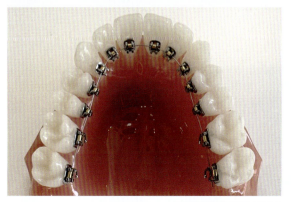

舌側矯正装置（歯の裏側に装置をつける）

（写真提供：牧野正志先生）

7 お約束事

毎日、20時間以上アライナーをつけ、定期的に交換するなど、お約束事がいくつかあります。指示を守ることがゴールへの一番の近道です。

お約束事❶ 1日20時間以上、アライナーを使用します。

- アライナー矯正治療では、アライナーを1日20時間以上装着することが大前提です。
- 外している時間が長くなると、歯は思うように動いてくれません。しかも使用時間が短いと、アライナーが合わなくなって作りなおす必要性が出てきたりします。その結果、治療期間が延長、なんてことになってしまいます。

お約束事❷ 指示された日数で交換します。

- アライナーは「10日間ごとに」「2週間ごとに」など、患者さんによって、あるいは治療経過によって交換ペースは異なります。これも指示通りに進めていくことが重要です。
- はやく治療を終わらせたいために患者さんの判断で交換をはやめたりすると、治療の効果が発揮されないだけでなく、歯の根っこが吸収（消失）するなどトラブルを招きかねません。

> アライナー矯正治療は、患者さんの協力度が治療結果に大きく影響を及ぼす治療法です。一方ワイヤー矯正治療は、24時間装着したままになりますので、確実に効果が発揮されます。

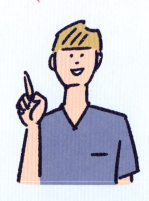

お約束事❸ 患者さんご自身で使用してもらう補助器具の使用も重要です。

●補助器具とは歯の移動を助ける器具のことで、患者さんで着脱や使用してもらうものに「顎間ゴム」や「アライナーチューイ」などがあります。
●とても重要な器具で、しっかり使えるかどうかは治療期間や治療結果に影響を及ぼします。

顎間ゴム

●「顎間ゴム」とは、取り外しのできる矯正治療用の輪ゴムです。「エラスティック」と呼ばれることもあります。
●上下の歯の噛み合わせを改善、微調整するために使用します。また、歯の移動時に起こる反作用の力を抑えることができます。
●必要に応じて一定期間使用していただきますが、ゴムはお口の側面（頬側）につけるためほとんど目立ちません。

アライナーチューイ

●「アライナーチューイ」とは、アライナーの適合（フィット）を良くするために噛み込む、弾性のある器具です。歯を動かす違和感を軽減する効果もあります。
●基本的にアライナー装着時に毎回使用していただきます。
●歯列全体でしっかり噛み、アライナーと歯をフィットさせていきます。

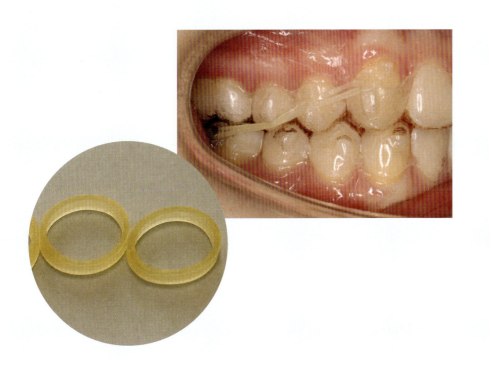
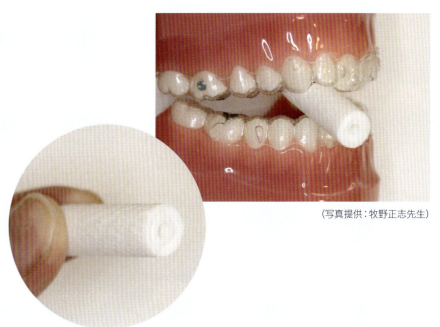

（写真提供：牧野正志先生）

19

お約束事❹ 定期チェックを必ず受けましょう。

●歯が予定通りに動いているか、定期的に歯科医師が確認します。状態によっては、治療プランを変更することもあります。
●新たにむし歯が発生していないかなども定期チェック時に確認します。歯科医院にもよりますが、定期チェック時に歯磨き指導をしたり、高濃度のフッ素を歯に塗布してむし歯予防をしていくところもあります。

定期チェックを、遠隔で受けられる医院もあります。

昨今では、スマートフォンでお口の状態を撮影し、専用のアプリをとおして担当歯科医師がオンライン上で経過をみていく診療も導入されています。治療が予定通りに進んでいない場合や装置のトラブルがあった等の場合には来院が必要になります。

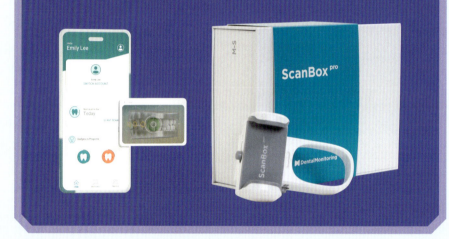

お約束事❺ リテーナー（後戻り防止装置）の使用は不可欠です。

●アライナーで歯を動かした後は、今度は動かないよう（後戻りしないよう）歯を固定させるフェーズに入ります。それを「保定期間」と呼びます。
●リテーナー（「保定装置」とも呼ぶ）を使用します。接着式の装置と、取り外しが可能な装置があります。

接着式
前歯の裏側にワイヤーの装置を接着します。

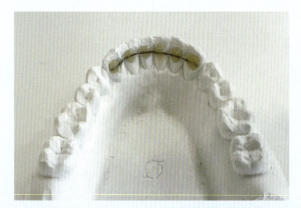

(写真提供：牧野正志先生)

取り外し式（クリアリテーナー）
透明のマウスピースタイプで、食事と歯磨き以外の時間は常時つけていただきます。

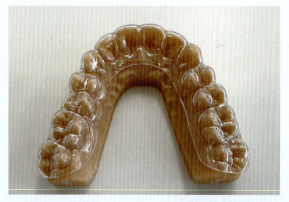

(写真提供：牧野正志先生)

取り外し式（プレートタイプリテーナー）
歯の表側をワイヤーで囲み、移動を防ぐ装置です。食事と歯磨き以外の時間は常時つけていただきます。

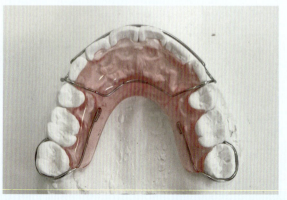

(写真提供：牧野正志先生)

お約束事❻ 毎日お手入れしましょう。

●アライナーは、1日1回中性洗剤（食器用の洗剤）を用いてブラシで磨くとよいでしょう。
●お口の衛生状態をきちんと保つことは、矯正治療ではとても大切です。食事をした後は歯磨きをしてからアライナーを装着するようにします。これを怠ると、むし歯や歯周病のリスクが高まりますので注意しましょう。

装着の前には、歯磨きを
とくに就寝前には、フッ素配合歯磨き剤を用いて磨いてから装着するようにしましょう。

毎日お手入れを
中性洗剤を使ってブラシで磨きます。変形のおそれがあるため、お湯で洗うのは避けましょう。汚れがひどいときは、市販のマウスピース洗浄剤や入れ歯洗浄剤を使用するとよいでしょう。

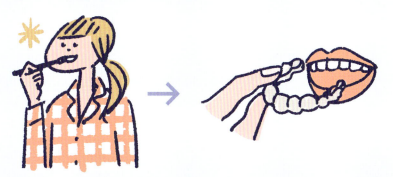
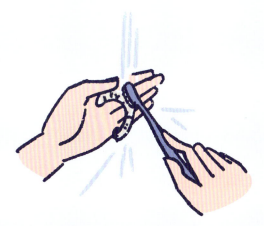

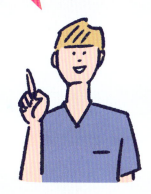

歯磨きや飲食をする際、アライナーを外しますが、破損や紛失を予防するために必ずケースに入れるようにしましょう。短時間とはいえ、ティッシュなどにくるんでおくと、ゴミと間違えて廃棄してしまう可能性もあります。

飲み物は装着したままでもよい？

●アライナーを装着したまま糖分の入っていない透明な飲み物を飲むことはできます。お水や白湯などです。
●お茶やコーヒー、紅茶も糖分を含みませんが、色素が強いのでアライナーが着色しやすくなります。ですので毎日アライナーをつけたまま飲むのはおすすめできません。ただ、交換の前日もしくは2日前くらいでしたら、お茶やコーヒー、紅茶などを飲んでもよいかもしれません。

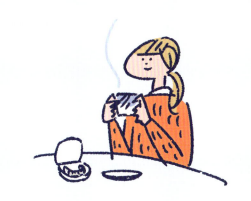

8 治療プラン（治療の内容）

治療プランは、患者さんによって異なります。
抜歯をしたり、ワイヤー矯正治療を併用することがあります。
また、治療途中で治療プランを変更することもあります。

[パターン1] **アライナー矯正治療のみ**

リテーナーとは、後戻りを防止する装置のことです。

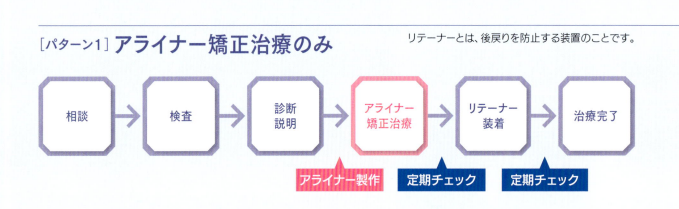

> 最初に製作したアライナーだけで理想通りに歯が並べばよいのですが、アライナーを追加で作り調整していくことがあります。めずらしいことではありません。

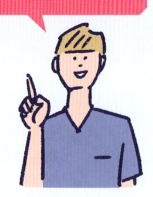

[パターン2] **アライナー矯正治療のみ（アライナーを追加して修正する）**

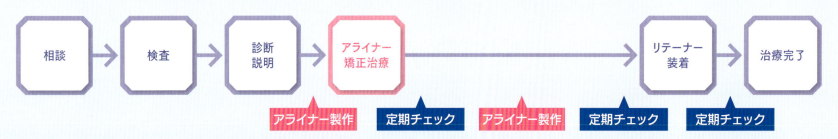

［パターン3］**抜歯＋アライナー矯正治療＋MFT（筋機能訓練）**　MFT（筋機能訓練）とは、お口周りの筋肉の訓練のことです。

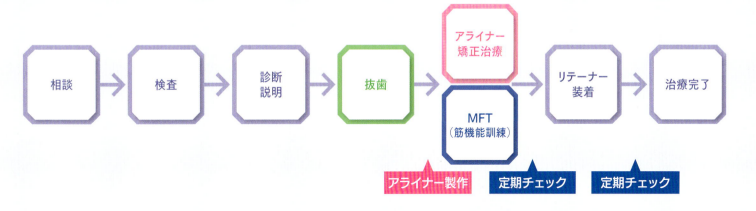

［パターン4］**アライナー矯正治療＋ワイヤー矯正治療（同時）**

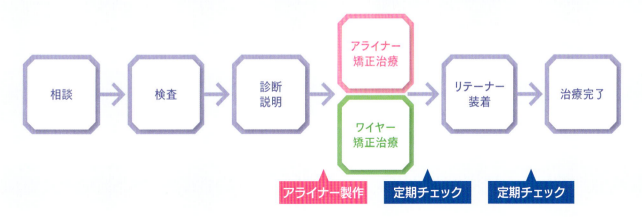

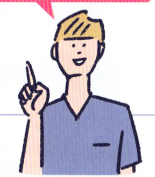

ワイヤー矯正治療の併用は、最初の治療プランを立てた段階で予定している場合もあれば、途中で治療プランを変更し、行われることもあります。お口の状態によってさまざまです。

［パターン5］**アライナー矯正治療＋ワイヤー矯正治療**

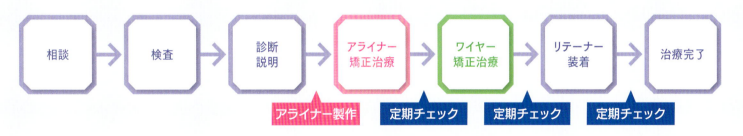

ここで紹介したものは一部です。患者さんの状態によりさまざまな治療の流れが考えられます。

9 検査（資料採取）

矯正治療には、検査（資料採取）が必要です。それをもとに診断し、治療プランを立て、アライナーを製作します。

　カウンセリングや問診後、お口の状態を把握するための資料採取を行います。むし歯などお口の疾患がないかどうかもチェックします。

模型には、石膏模型とデジタル模型があります。両方採取する歯科医院も多いです。

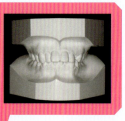

アライナー矯正治療のための検査（資料採取）

| お口・お顔の写真
（さまざまな角度から複数枚撮影します） | レントゲン | セファログラム | 石膏模型
または
デジタル模型
（歯型を取り、模型を作ります） |

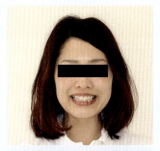
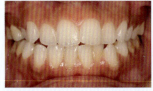
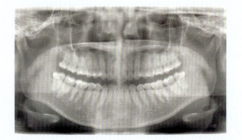
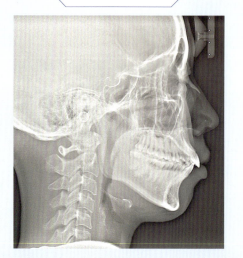
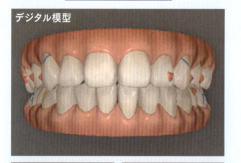
デジタル模型
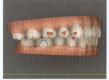
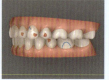

10 付随する処置・訓練

目標とする歯並びにするために抜歯やIPRなどの処置、MFT（お口周りの筋肉の訓練）をすることがあります。

抜歯

- アライナー矯正治療では、抜歯をせずに治せることが比較的多いのですが、抜歯が必要な場合もあります。
- 抜歯は、科学的で、かつ合理性があると判断した場合に行います。

MFT（お口周りの筋肉の訓練）

- 悪い歯並びの原因に口呼吸（常時口が開いている）や舌の癖などがあります。矯正治療をしても原因が除去できていなければ、再び悪い歯並びになりかねません。そこで矯正治療と並行してお口周りの筋肉の訓練をしていきます。
- 訓練の内容は、お口の状態によって異なります。

IPR

- 歯を研磨して歯の横幅を小さくする処置です。矯正治療では一般的に行われている処置です。
- 歯の表面の硬い組織（エナメル質）を一層削ります。
- エナメル質の厚さは約1～2mmあり、IPRで削るのは約0.2mm～0.5mm程度です。過去の研究結果から、IPRが原因で歯が悪くなったり、むし歯になるという報告はありません。

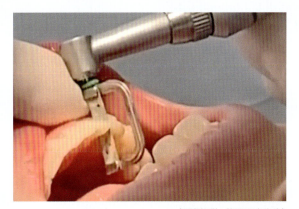

（写真提供：牧野正志先生）

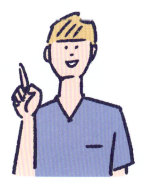

IPRを行う際は、麻酔は不要です。処置時間も数分です。

11 アライナーの外し方

アライナーは、精密な型取りによって歯の形にぴったりと適合するマウスピースです。そのため慣れないうちは、外しにくいことがあります。

上の外し方

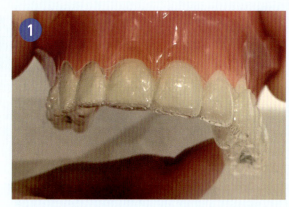

親指または人差し指で、片方の奥歯の**内側**を外します。

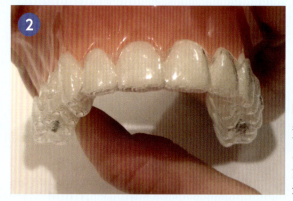

同じように反対側の奥歯の**内側**を外します。浮いているアライナーの左右奥歯あたりを両手でつかみ外します。

下の外し方

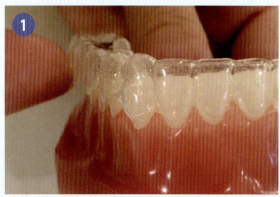

親指または人差し指で、片方の奥歯の**外側**を外します。

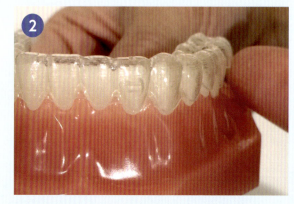

同じように反対側の奥歯の**外側**を外します。浮いているアライナーの左右奥歯あたりを両手でつかみ外します。

アライナーの種類によっては、外し方が異なる場合があります。

12 アライナーの破損・紛失

アライナーにヒビが入ったり、欠けたりした際、大きな変形がなく痛みもなければ、そのまま使用して問題ありません。ですが、大きな破損などの場合は、再製作が必要です。

治療開始直後には、歯並びがガタガタであったり着脱に慣れていない場合、ヒビが入ったり欠けることがありますが、治療への影響が少ないためあまり心配はいりません。

しかし、大きく破損したり紛失した場合は、アライナーを再度作ります。患者さんのデータが残っていますので型取りなどは必要ありませんが、届くまでに1〜2週間ほどかかります。その間にアライナーを使用していないと歯が動いて、届いたアライナーがフィットしない可能性もあります。ですので、基本的に使い終わった1つ前のアライナーを予備として保管し、使用します。

アライナーの破損・紛失時の流れ

歯科医院へ連絡		1つ前のアライナーを使用する		発注したアライナーが届き次第、使用する
何枚目のアライナーを紛失、破損したのかお伝えください。	→	破損・紛失に備え、保管してあった1つ前のアライナーを装着して過ごします。	→	

アタッチメントが外れたときは……

外れてしまった場合は、なるべくはやめに歯科医院でつけてもらうことをおすすめします。

アタッチメントは最終的には外せるものですので、食事やアライナーの着脱の際に取れてしまうことがあります。アタッチメントはとても小さいので、取れても患者さんで気づかないこともあります。そのため、毎回の定期チェック時に外れている箇所がないか確認し、必要な部分については再度装着します。

Part 2の症例を読み進めるにあたって

　Part 2では、アライナー矯正治療で歯並びを治した30ケースの治療経過を、写真とともにご紹介しています。たとえば「出っ歯を治したい」という同じお悩みであっても、治療法や治療期間はさまざまです。ご自分のお口の状態に近いケースを歯科医師に教えてもらい、治療を受けるうえでの参考にしてください。

　また、30ケースの解説にあたっては専門用語などもありますが、なるべくわかりやすい言葉を使って解説しております。歯の名称については右図に示します。

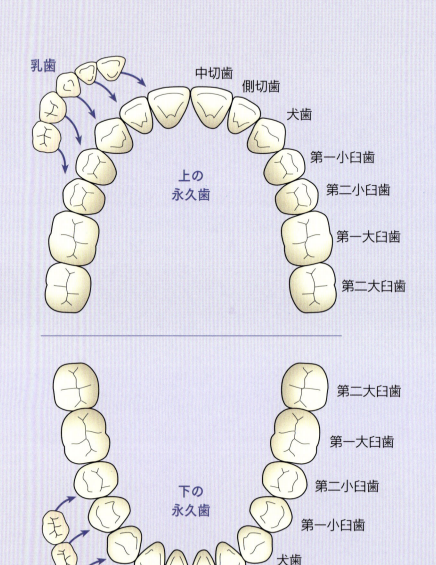

基本的に大人の歯は、親知らずを除くと28本（上の歯：14本、下の歯：14本）あります。子どもの歯は20本（上の歯：10本、下の歯：10本）です。

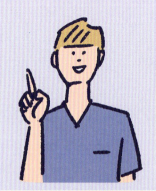

PART **2**

アライナー矯正治療で治した例
―ご自分のお口の治療結果をイメージしてみましょう―

非抜歯※ 叢生 交叉咬合

症例1 上下の前歯のデコボコ❶

患者DATA	
性別・年齢（初診時）	女性・24歳5ヵ月
主訴	前歯がふぞろい
症状	上下顎犬歯低位唇側転位、上顎側切歯交叉咬合
診断	Angle I級 叢生

初診時（24歳5ヵ月）

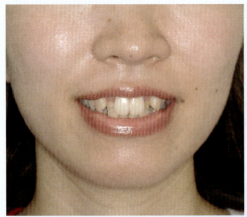
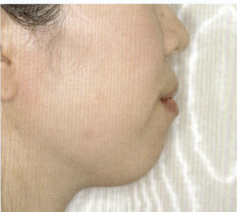
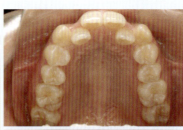
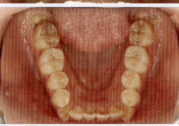
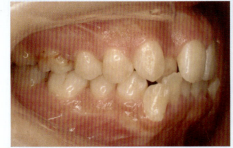
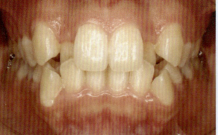
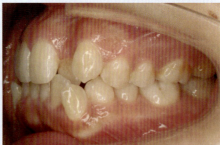
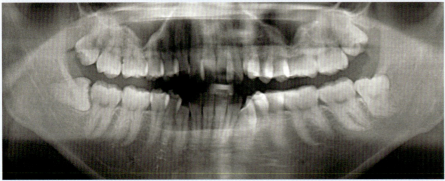

主な治療の経過（初診から）

0ヵ月
- アライナーとアライナーチューイの使用を開始（14日おきに交換、1日20時間使用）

1ヵ月後
- アライナーとアライナーチューイの使用が十分できていることを確認し、アタッチメントを設置（7日おきにアライナーを交換、1日20時間使用）。以降2ヵ月に一度の間隔で通院

7ヵ月後
- 右下、左右上の親知らずを抜歯
- 噛み合わせの調整のため、追加アライナーを製作
- 顎間ゴム（取り外しのできる矯正治療用の輪ゴム）の使用を開始（1日20時間使用）

1年後
- 歯並び、噛み合わせを確認し、治療を終了
- アタッチメントを撤去し、リテーナー（後戻り防止装置）を装着

【専門用語解説】
交叉咬合（こうさこうごう）＊上の歯が下の歯の内側になって噛み合っている状態。
叢生（そうせい）＊ふぞろいな歯並び。歯が重なりあったり乱れて並んだ状態。
アライナーチューイ＊マウスピースの適合を良くするために噛み込む、弾性のある補助器具。

※非抜歯……親知らずの抜歯は除きます。

症例提示者：山澤秀彦／目白歯科矯正歯科

デジタルシミュレーション

移動前

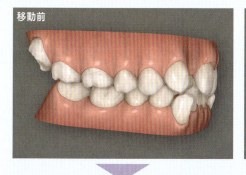 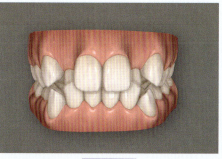 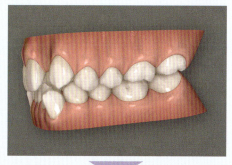

治療後

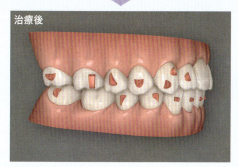 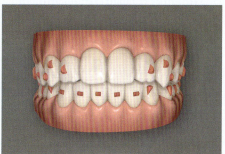 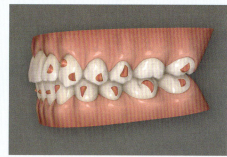

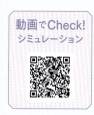
動画でCheck!
シミュレーション

for Dentist

治療計画

- 患者さんは、知人がワイヤー矯正装置にて治療をしているのを見て、見た目の悪さと歯磨きが大変そうとのことでマウスピース型装置による矯正治療を希望。
- 健康な歯を抜歯することに強い抵抗があることから、非抜歯による治療を行う。
- 非抜歯による治療の場合、口元の突出感の改善はできないことを説明して了承を得た。
- 大臼歯関係はⅠ級のため、叢生改善のためのスペースは上下顎歯列の拡大とIPRを行い確保する。
- CT検査の結果から、歯列の拡大量は上下顎とも片側1.5mm行い、歯槽骨から逸脱しないようにする。
- IPR量を上顎は第二小臼歯間で0.5mm、下顎は第一大臼歯間で0.5mm行い、歯槽骨から逸脱しないようにする。

デジタルシミュレーションのポイント・留意点

- 上下顎ともに狭い歯列弓形態は、幅径の拡大を行うことでアーチ型に改善する。
- 1|1 は舌側傾斜をしているので、歯根のみの舌側への移動を大きめに付与しオーバーコレクションを加えるようにしている。
- 上顎前歯舌側傾斜改善のため、アライナーの唇側切縁付近にパワーリッジ(アライナーの内面に向かう突起)の設置を行う。
- 正貌のスマイル写真より、上顎前歯の露出が大きいため上顎前歯の圧下にオーバーコレクションを加えて行う。
- 舌側転位している 2|2 のコントロールは難しくアンフィットを起こしやすいため、アタッチメントは必ず設置をする。

| 治療経過1 | 初診から3ヵ月後（24歳8ヵ月） |

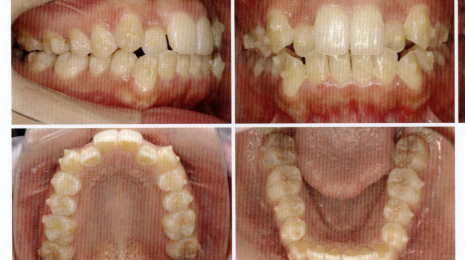

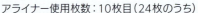

アライナー使用枚数：10枚目（24枚のうち）

| 治療経過2 | 初診から5ヵ月後（24歳10ヵ月） |

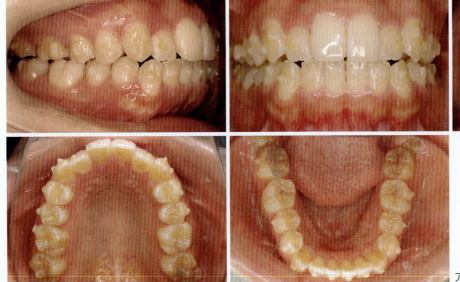

アライナー使用枚数：18枚目（24枚のうち）

治療内容および経過

　最初のアライナー2枚はそれぞれ14日間使うようにし、アライナーとアライナーチューイがしっかり使えていることを確認してから、アタッチメントを装着して交換間隔を7日間に変更しています。その後は2ヵ月に1回来院して、アライナーがアンフィット（不適合）を起こしていないか、デジタルシミュレーション通りに歯が移動しているかの確認を行っています。

　予定していたアライナー24枚の終了時には、ほぼデジタルシミュレーション通りに歯が移動していましたが、奥歯に噛み合っていないところがあったので、追加アライナーを13枚製作しました。奥歯の噛み合わせの改善を行うために、1日20時間、自分で着脱できる顎間ゴム（取り外しのできる矯正治療用の輪ゴム）を奥歯にかけてもらいました。

　移動終了後は後戻りが起きないように、リテーナー（後戻り防止装置）を使うようにしています。

治療終了時 初診から1年後（25歳5ヵ月）

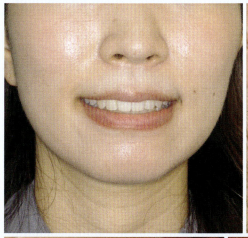
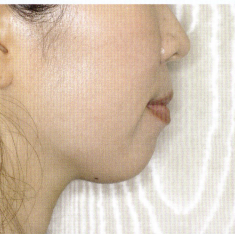
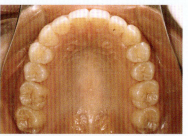
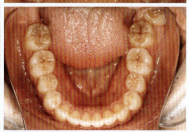
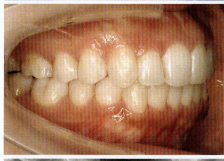
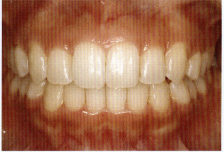
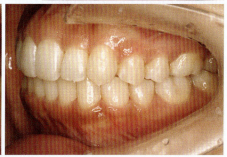
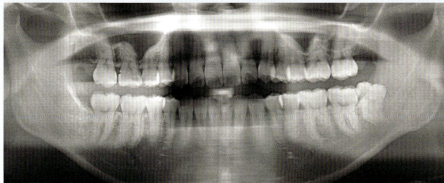

治療結果

　ふぞろいだった前歯の歯並びはきれいに並んでいて、側切歯の反対咬合（こうごう）も改善しています。上下歯列の正中線（せいちゅうせん）（前歯の中央のライン）も一致しており、またボックス型で狭い歯列の形態もアーチ状にすることができています。奥歯の噛み合わせもしっかり噛み合っていて機能的にも審美的にも良好な結果が得られました。

　非抜歯による治療でしたが、前歯の位置を突出させることなく治療をすることができています。

　非抜歯による叢生（そうせい）（ふぞろい）の治療の場合、事前の検査によりあごの骨から歯が外れないように治療計画を立てないと、歯肉退縮（しにくたいしゅく）（歯ぐきが下がること）を起こしてしまうこともあります。

　この症例では治療開始前の精密な検査・診断のもと治療計画を作成することができ、また患者さんもアライナーやアライナーチューイ、顎間ゴム（がっかんゴム）の使用時間をしっかり守れたので、1年という期間で治療を終了することができました。

【専門用語解説】
反対咬合（はんたいこうごう）＊下の歯が上の歯よりも著しく前に出て噛み合っている状態。

| 非抜歯 | 叢生 | 口唇突出 |

症例 2 上下の前歯のデコボコ❷

患者DATA
- 性別・年齢（初診時）：女性・22歳5ヵ月
- 主訴：前歯がふぞろい、上前歯が出ている
- 症状：叢生、右側第一小臼歯の鋏状咬合、上唇突出
- 診断：Angle I級 叢生

初診時（22歳5ヵ月）

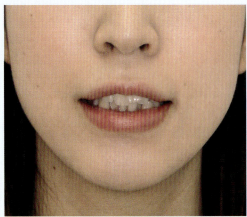
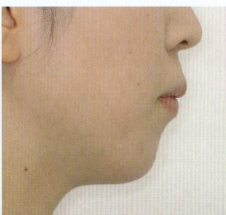
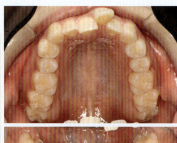
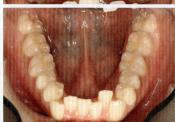
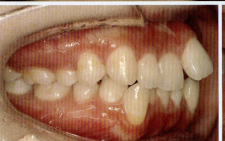
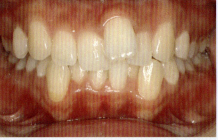
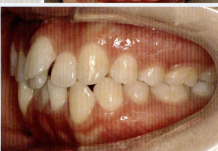
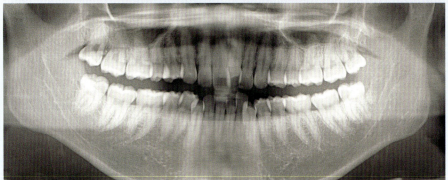

主な治療の経過（初診から）

2ヵ月後
- アタッチメントを設置し、アライナーとアライナーチューイの使用を開始（7日おきに交換、1日20時間使用）

3ヵ月後
- 顎間ゴム（取り外しのできる矯正治療用の輪ゴム）の使用を開始（1日12時間使用）
- IPR（歯と歯の間の研磨）を行う
- アライナーを毎日一定時間使用することを確認し、以降2ヵ月に一度の間隔で通院

7ヵ月後
- 未改善の下前歯を並べなおすため、追加アライナーを製作
- 下前歯を並べるため、再度IPRを行い、スペースを確保

1年1ヵ月後
- 前歯のねじれの改善と噛み合わせの微調整のため、2回目の追加アライナーを製作

1年3ヵ月後
- 歯並び、噛み合わせを確認し、治療を終了
- アタッチメントを撤去し、リテーナー（後戻り防止装置）を装着

【専門用語解説】
叢生（そうせい）＊ふぞろいな歯並び。歯が重なりあったり乱れて並んだ状態。
鋏状咬合（はさみじょうこうごう）＊上奥歯と下奥歯が大きくずれ、はさみのようにすれ違って噛み合っている状態。
アライナーチューイ＊マウスピースの適合を良くするために噛み込む、弾性のある補助器具。

症例提示者：牧野正志／まきの歯列矯正クリニック

デジタルシミュレーション

移動前

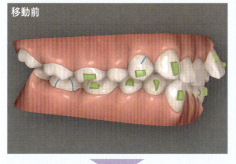
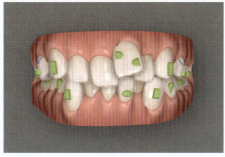
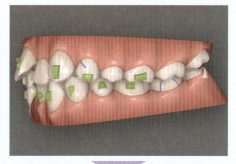

治療後

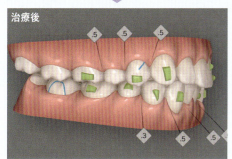
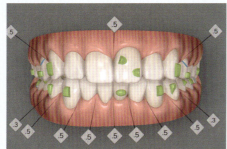
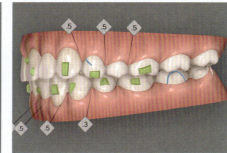

動画でCheck!
シミュレーション

for Dentist

治療計画

- 患者さんは接客の仕事をしていたため、審美性が良いマウスピース型装置による矯正治療を希望。
- 上下顎の歯列拡大とIPRによりスペースを作り、上下顎前歯の歯列を整列させる。
- 歯列弓形態を整え、前方突出している1を歯列に取り込むことで、上唇位置を後方に移動させ口唇閉鎖も容易にする。
- 右側第一小臼歯の鋏状咬合は下顎歯列の側方拡大により改善させる。
- 第三大臼歯はすべて正常に生えているため、炎症が発生しない限りそのまま整列する。

デジタルシミュレーションのポイント・留意点

- 歯列拡大を行う場合、歯が歯根ごと平行移動しないような移動様式に調整する必要がある。しかし、デジタルシミュレーションでは歯根の位置と歯周組織が正確に反映されていないため、注意しないと拡大とともに望まない歯肉退縮を発生させてしまうことがある。
- とくに下顎前歯の歯周組織は薄いため、前方に突出している1の移動には細心の注意を払っている。歯頸部にアタッチメントを設置し、歯根が歯槽骨内におさまりながら移動するように歯軸も調整している。
- 前突している1は、歯列拡大とIPRで十分な空隙を作った後に移動させる。後方牽引するための固定源としてII級顎間ゴムを使用している。
- 第三大臼歯については、歯列から取り残されないようアライナーで覆っている。

| 治療経過1 | 初診から5ヵ月後（22歳10ヵ月） |

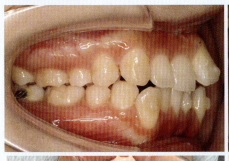 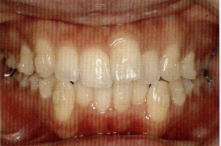 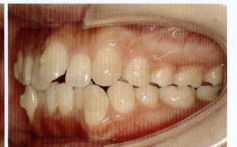

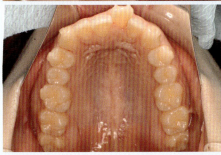 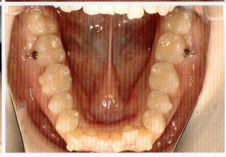

アライナー使用枚数：13枚目（26枚のうち）

| 治療経過2 | 初診から11ヵ月後（23歳4ヵ月） |

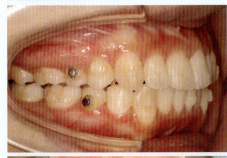 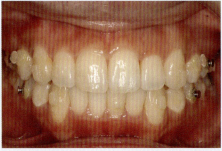 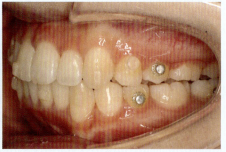

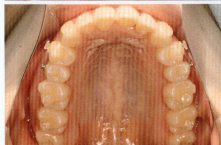 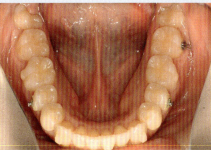

アライナー使用枚数：
14枚目（1回目追加15枚のうち）

治療内容および経過

　当初の治療計画にもとづいて順調にアライナーを交換していき、最終アライナー使用前にデジタルシミュレーションと比較して、治療状況を確認しました。歯列の拡大（歯並びを外側へ拡げること）を行っているため、とくに前歯の歯ぐきのラインには注意をしていましたが、大きな変化はなく整列しました。しかし、歯列の拡大の反作用で奥歯に噛み合わせの離開（りかい）（上下の奥歯が離れている）がみられました。よって、追加アライナーを2回製作し（15枚と14枚）、奥歯に設置したボタンに垂直方向の力の強い顎間（がっかん）ゴム（取り外しのできる矯正治療用の輪ゴム）を複数かけながら、噛み合わせをよくしていきました。最後は、アライナー使用時間を調整し、奥歯の噛み合わせを安定させました。

　治療後はふぞろいが強かった前歯に接着式リテーナー（後戻り防止装置）を設置し、さらに取り外し式リテーナーを使用してもらいました。

| 治療終了時 | 初診から1年3ヵ月後（23歳8ヵ月）

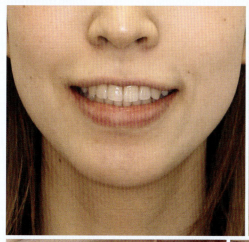
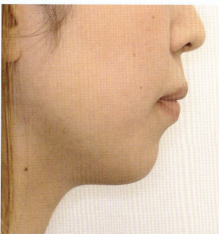
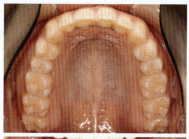
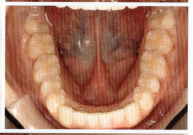
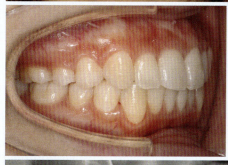
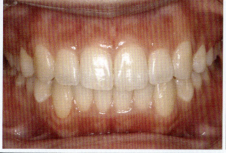
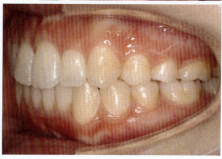
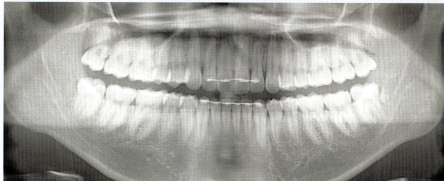

治療結果

　ふぞろいがあった歯並びは拡大させたことにより整列し、前歯の歯ぐきのラインもそろい審美的に良好な歯並びとなりました。また、突出していた左上の中切歯は後方へ移動し、わずかに上下の唇が後方に引っ込んだことで、横顔のバランスにも改善がみられました。さらに、右の第一小臼歯の鋏状咬合も改善したことにより、噛み合わせの機能も向上しました。注意していた下前歯の歯ぐきは大きな退縮変化（歯ぐきが下がること）はみられず、安全に歯を移動させることができたといえます。

　この症例のように抜歯をしなくても、歯列の拡大（歯並びを外側へ拡げること）とIPR（歯と歯の間の研磨）をうまく行うことで、前歯を後方移動できる場合もあります。

| 非抜歯 | 過蓋咬合 | 空隙歯列 |

症例 3　深い噛み合わせとすきっ歯❶

患者DATA

性別・年齢（初診時）	男性・25歳3ヵ月
主訴	前歯にすき間がある
症状	上顎前歯の空隙、過蓋咬合、上顎前歯唇側傾斜
診断	Angle I級 空隙歯列、過蓋咬合

初診時（25歳3ヵ月）

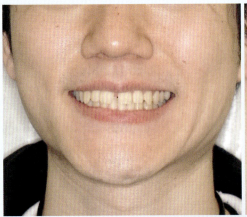
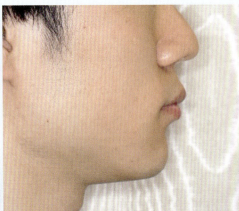
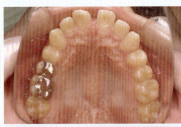
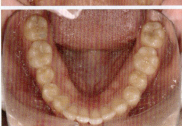
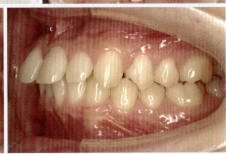
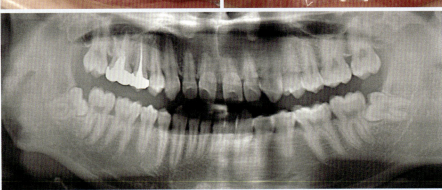

主な治療の経過（初診から）

0ヵ月
- アライナーとアライナーチューイの使用を開始（14日おきに交換、1日20時間使用）

1ヵ月後
- アライナーとアライナーチューイの使用が十分できていることを確認し、アタッチメントを設置（7日おきにアライナーを交換、1日20時間使用）。以降2ヵ月に一度の間隔で通院
- 顎間ゴム（取り外しのできる矯正治療用の輪ゴム）の使用を開始（1日20時間使用）

1年1ヵ月後
- 正中離開（上前歯のすき間）の改善と正中線（前歯の中央のライン）を一致させるため、追加アライナーを製作（7日おきに交換）

1年7ヵ月後
- 歯並び、噛み合わせを確認し、治療を終了
- アタッチメントを撤去し、リテーナー（後戻り防止装置）を装着

【専門用語解説】
過蓋咬合（かがいこうごう）＊上下の前歯が深く噛み合っている状態。
アライナーチューイ＊マウスピースの適合を良くするために噛み込む、弾性のある補助器具。

症例提示者：山澤秀彦／目白歯科矯正歯科

デジタルシミュレーション

移動前

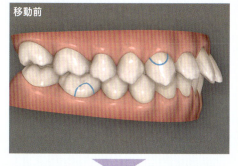
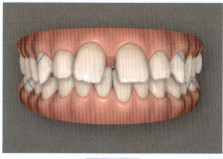
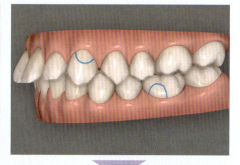

治療後

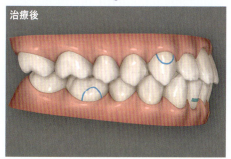
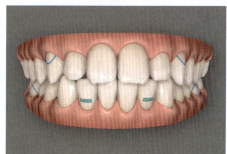
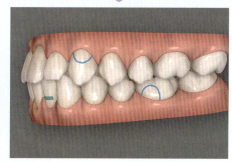

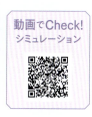

動画でCheck!
シミュレーション

for Dentist

治療計画

- 下顎前歯は上顎前歯の舌側歯頸部に噛み込んでいるため、上顎前歯の唇側傾斜と空隙歯列が生じている。
- 下顎前歯の圧下を行い、上顎前歯の後方への移動スペースを確保する。
- 上顎前歯の空隙の閉鎖を非抜歯にて行う。
- 上顎前歯は唇側に大きく傾斜しているので、舌側に傾斜させながら後方への移動を行う。
- 下顎前歯の突き上げによる空隙歯列は後戻りが生じやすいため、前歯の咬合は浅くなるようにする。

デジタルシミュレーションのポイント・留意点

- 上下顎前歯の圧下を行い、過蓋咬合の改善を行う。
- 下顎前歯の垂直的な圧下は難しい移動であるため、$\overline{3|3}$と$\overline{21|12}$の移動を分け、段階的な移動にて行う。
- 上顎前歯の後方への移動にともない、臼歯の近心移動が生じやすいためⅡ級顎間ゴムを使用する。
- 上下顎前歯の圧下が十分に達成できない場合は、干渉により上顎前歯の空隙が閉鎖されないため前歯の圧下はオーバーコレクションを加えて行う。
- $\overline{21|12}$の垂直的な圧下を行うために、犬歯には水平長方形アタッチメントを設置する。
- 顎間ゴムをかけるボタンを設置する歯には、アンフィット防止のためアタッチメントを設置する。

| 治療経過1 | 初診から9ヵ月後（26歳0ヵ月） |

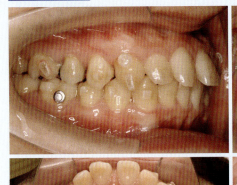
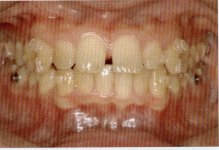
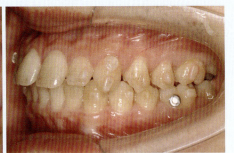
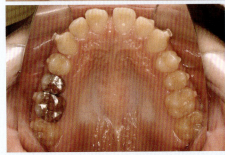
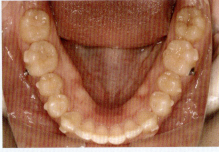

アライナー使用枚数：33枚目（50枚のうち）

| 治療経過2 | 初診から1年1ヵ月後（26歳4ヵ月） |

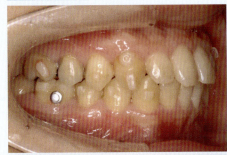
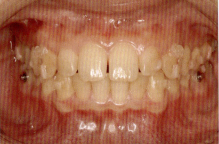
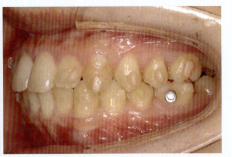
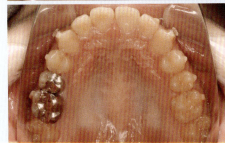
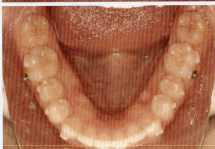

アライナー使用枚数：48枚目（50枚のうち）

治療内容および経過

　最初のアライナー2枚はそれぞれ14日間使うようにし、アライナーとアライナーチューイがしっかり使えていることを確認してから、アタッチメントを装着して交換間隔を7日間に変更しています。その後は2ヵ月に1回来院して、アライナーがアンフィット（不適合）を起こしていないか、デジタルシミュレーション通りに歯が移動しているかの確認を行っています。

　治療の前半では、上前歯を後方へ移動させるスペースを確保するために、下前歯の圧下（歯の根っこへの移動）を行っています。治療の後半では、前方に傾斜している上前歯を後方に傾斜させながら、すき間も閉じるようにしています。

　すきっ歯の治療では、前歯の圧下が不十分な場合、上下前歯の強い接触が残ってしまい、すき間が閉じきらないことが多いのですが、患者さんは、アライナーやアライナーチューイの使用時間を守り、顎間ゴム（取り外しのできる矯正治療用の輪ゴム）の使用もしっかり行っていたため、最終的には上前歯のすき間を閉じることができました。

治療終了時 初診から1年7ヵ月後（26歳10ヵ月）

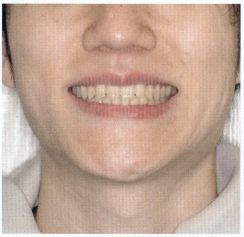
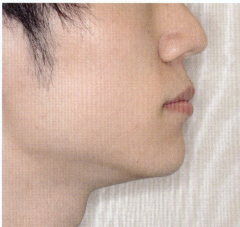
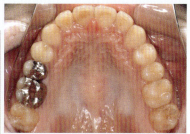
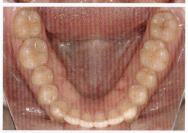
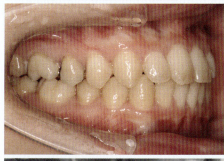
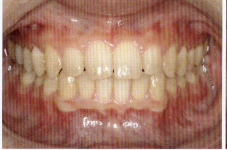
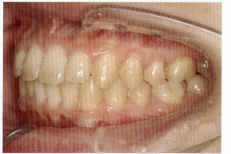
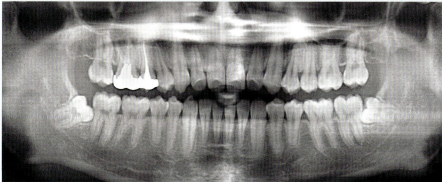

治療結果

　大きく開いていた上前歯のすき間は、閉じることができました。前方に傾斜しながら突出していたのも、整直しながら後方に移動することもできています。前歯の後方移動にともない、上唇も後退していて口元の突出感を改善することができています。

　初診時、上あごの前歯の根元に下あごの前歯が噛み込み、噛み合わせが深かったですが、浅くすることができています。

　すき間を閉じる移動はアライナー矯正治療では比較的簡単といわれていますが、このように噛み合わせが深い場合は上下前歯の接触が強く、すき間が閉じきらないこともあります。また噛み合わせが深いまま治療を終えてしまうと、噛む力によって前歯のすき間の後戻りが生じやすくなってしまいますので、噛み合わせが浅くなってから治療を終えるようにしています。

　前歯のすき間は笑ったときに目立つので、すき間がなくなり患者さんは大変喜んでいらっしゃいます。

[非抜歯] [過蓋咬合] [空隙歯列]

症例 4 深い噛み合わせとすきっ歯❷

患者DATA
- 性別・年齢(初診時)：女性・14歳0ヵ月
- 主訴：上前歯がすきっ歯、噛み合わせが悪い
- 症状：過蓋咬合、正中離開、上顎前歯唇側傾斜、上唇の突出
- 診断：正中離開をともなう過蓋咬合

初診時(14歳0ヵ月)

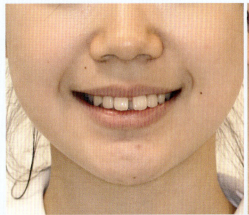
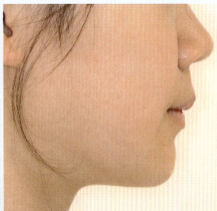
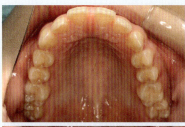
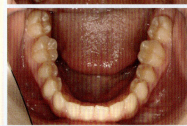
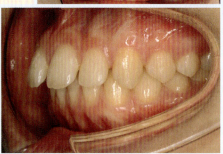
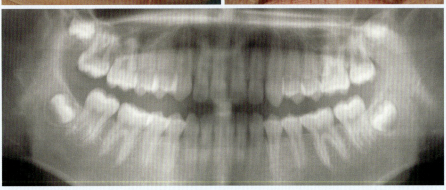

主な治療の経過(初診から)

1ヵ月後
- IPR(歯と歯の間の研磨)を行う
- アタッチメントを設置し、アライナーとアライナーチューイの使用を開始(10日おきに交換、1日20時間使用)
- アライナーを毎日一定時間使用することを確認し、以降2ヵ月に一度の間隔で通院

4ヵ月後
- 顎間ゴム(取り外しのできる矯正治療用の輪ゴム)の使用を開始(1日20時間使用)

1年1ヵ月後
- 正中離開(上前歯のすき間)の閉鎖と噛み合わせの調整のため、追加アライナーを製作

1年6ヵ月後
- アタッチメントを撤去

1年7ヵ月後
- 歯並び、噛み合わせを確認し、治療を終了
- リテーナー(後戻り防止装置)を装着

【専門用語解説】
過蓋咬合(かがいこうごう) ＊上下の前歯が深く噛み合っている状態。
アライナーチューイ ＊マウスピースの適合を良くするために噛み込む、弾性のある補助器具。

症例提示者：岩田直晃／アールエフ矯正歯科

デジタルシミュレーション

移動前

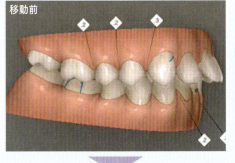
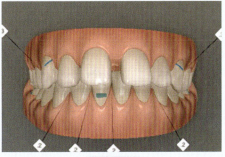
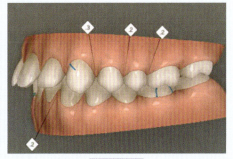

治療後

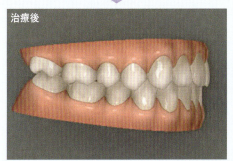
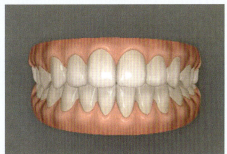
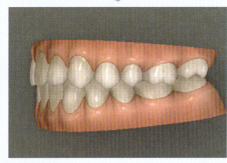

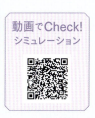
動画でCheck!
シミュレーション

for Dentist

治療計画

■ 患者さんは、矯正治療中の審美的観点からマウスピース型装置による矯正治療を希望。

■ 口腔内所見から上顎前歯部の空隙と過蓋咬合を認めた。側貌セファロ分析では骨格および下顎前歯の歯軸は正常範囲であり、上顎前歯の前突および唇側傾斜が認められた。

■ 大臼歯関係はⅠ級であることから、上顎前歯の後方移動および下顎前歯の圧下を非抜歯にて計画。

■ 上顎前歯部の空隙は前歯を後方移動させることで閉鎖し、その際、前歯部の垂直的被蓋が深くならないようアライナーに圧下力を付与する。

■ 上顎前歯の後方移動中は、大臼歯関係を維持するため必要に応じてⅡ級顎間ゴムを併用する。

■ 第三大臼歯については、歯胚形成中のため矯正治療後に改めて判断する。

デジタルシミュレーションのポイント・留意点

■ 上顎前歯の後方移動および空隙閉鎖においては上顎の咬合平面を維持し、オーバーバイトが深くならないよう設計する。

■ 過蓋咬合の改善は下顎前歯部の圧下にて行うが、その際前歯と犬歯を分けて移動させることでそれぞれを固定源として使用する。さらに下顎臼歯部にもアタッチメントを設置することでアライナーで歯をしっかり把持し、固定源をより強固にする。

■ 上顎前歯の後方移動時に発生する臼歯の望まない近心移動を予防する目的で、Ⅱ級顎間ゴムを使用できるよう設計している。

■ 過剰なオーバーバイト、オーバージェットが認められるため、デジタルシミュレーション上ではオーバーバイト0mm、オーバージェット1.0mmとオーバーコレクションしている。

■ ステージング（個々の歯の移動様式）については、一度にすべての歯を移動させる様式とする。

| 治療経過1 | 初診から7ヵ月後（14歳7ヵ月） |

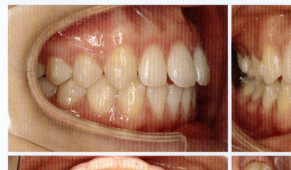
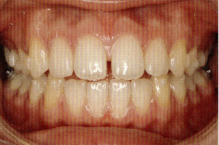
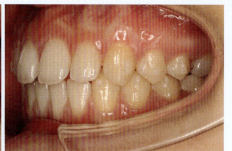
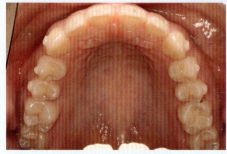
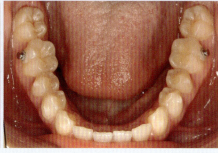

アライナー使用枚数：19枚目（35枚のうち）

| 治療経過2 | 初診から1年1ヵ月後（15歳1ヵ月） |

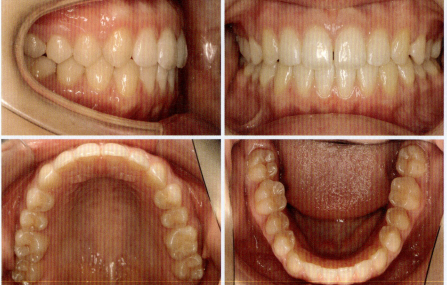
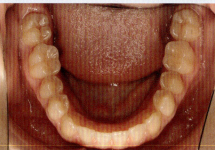

アライナー使用枚数：32枚目（35枚のうち）

治療内容および経過

　初回治療計画のアライナーは35枚で（アクティブアライナー32枚、オーバーコレクションアライナー3枚）、正中離開（上前歯のすき間）の閉鎖および圧下（歯の根っこへの移動）を目的に10日交換でスタートしました。11枚目のアライナー使用時から顎間ゴム（取り外しのできる矯正治療用の輪ゴム）の1日20時間使用を開始し、35枚使用したところでデジタルシミュレーションと比較し治療状況を確認しました。まだ上前歯にすき間が認められたため、改善するために追加アライナーを18枚製作しました。追加アライナー使用時、上下の噛み合わせの問題は改善していたため、顎間ゴムは使用しませんでした。

　その後、最終的な噛み合わせおよび上前歯のすき間を確認し、取り外し式リテーナー（後戻り防止装置）の使用へ移行しました。リテーナーの使用時間は、1年目は1日12時間、2年目は1日8時間の使用としました。

治療終了時 初診から1年7ヵ月後（15歳7ヵ月）

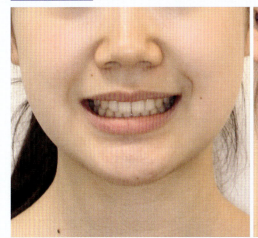
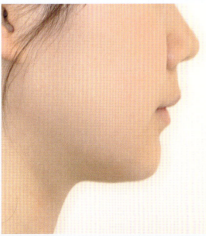
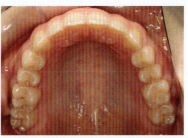
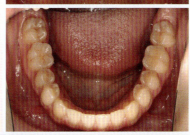
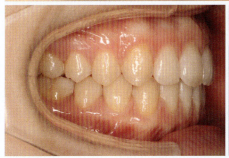
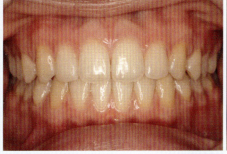
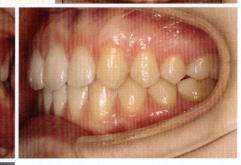
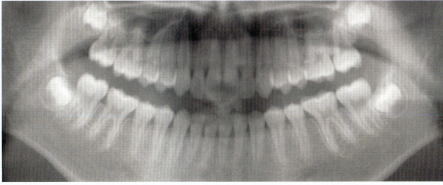

治療結果

　患者さんの主訴であった上前歯のすき間を閉鎖し、前後および上下前歯の重なりを改善したことにより審美的に良好な歯並びとなり、上前歯の後方移動時に顎間ゴムを使用したことにより奥歯の機能的な噛み合わせも維持できました。

　また治療中は、アライナーが正中離開部（上前歯のすき間）を覆うことですき間が目立たない状態で治療を進められました。

　噛み合わせが深い場合のアライナー矯正治療は、前歯の圧下（歯の根っこへの移動）が困難とされています。また本症例のように、前方へ突き出していて正中離開がある場合は、後方への移動が必要で、さらに難易度が上がります。しかし、デジタルシミュレーション作成時にそれらを想定した設計にし、患者さんへの細かな装置使用の指導を行うことで、予定通り治療を完了することが可能です。治療期間中はアライナーのフィッティングや上下前歯の重なりだけでなく、奥歯の噛み合わせの状態も注視し、顎間ゴムの適切な使用も必要です。

非抜歯※ 上顎前突 遠隔診療

症例 5 前歯のデコボコと軽度の出っ歯

患者DATA

性別・年齢（初診時）	女性・22歳5ヵ月
主訴	前歯が出ている
症状	上顎前歯の唇側傾斜、オーバージェットが大きい、上下正中線の不一致
診断	Angle II級 上顎前突

初診時（22歳5ヵ月）

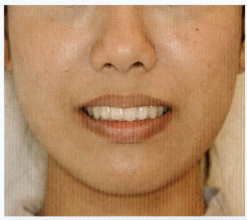
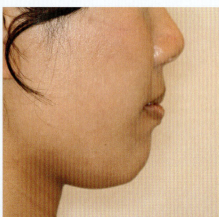
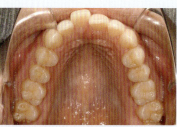
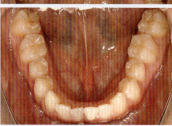
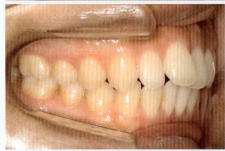
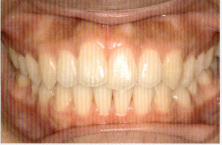
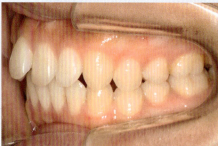
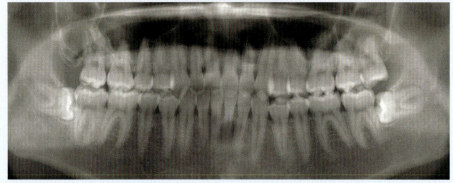

主な治療の経過（初診から）

2ヵ月後
- アライナーとアライナーチューイの使用を開始（1日20〜22時間使用）
- 左上の親知らずを抜歯

3ヵ月後
- IPR（歯と歯の間の研磨）を行う
- アタッチメントを設置し、3枚目以降のアライナーの使用を開始（5日おきに交換、1日20〜22時間使用）
- アライナーの交換ごとに、モニタリングツールを使用してお口の写真撮影を行うことを確認し、経過に問題がなければ製作したアライナーの使用完了まで継続してもらう（次回来院はアライナー使用完了時を予定）
- 顎間ゴム（取り外しのできる矯正治療用の輪ゴム）の使用を開始（1日20〜22時間使用）

10ヵ月後
- 前歯の突出感のさらなる改善と噛み合わせの調整のため、追加アライナーを製作

1年5ヵ月後
- 噛み合わせの調整のため、2回目の追加アライナーを製作（7日おきに交換、1日20〜22時間使用）

1年9ヵ月後
- 歯並び、噛み合わせを確認し、治療を終了
- アタッチメントを撤去し、リテーナー（後戻り防止装置）を装着

【専門用語解説】
上顎前突（じょうがくぜんとつ）＊上の歯が下の歯よりも著しく前に出ている状態。
アライナーチューイ＊マウスピースの適合を良くするために噛み込む、弾性のある補助器具。
モニタリングツール＊スマートフォンでお口の状態を撮影し、専用のアプリをとおして、担当歯科医師がオンライン上で経過をみることができる遠隔診療ツール。

※非抜歯……親知らずの抜歯は除きます。

症例提示者：岡野修一郎／Aligner Studio

デジタルシミュレーション

移動前

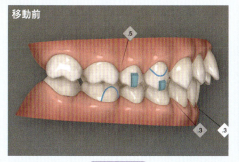 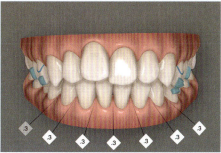 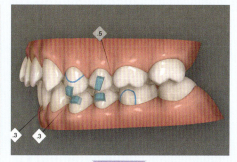

治療後

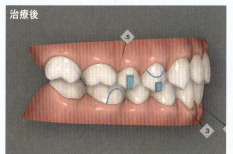 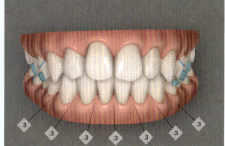 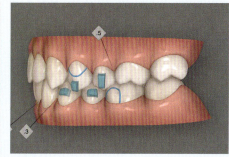

動画でCheck!
シミュレーション

for Dentist

治療計画

- 患者さんは、審美的観点からマウスピース型装置による矯正治療を希望。また可能な限り非抜歯での治療を求めている。
- 口腔内所見および側貌セファロ分析から上顎前歯歯軸の唇側傾斜を認めた。骨格については上顎前突傾向が認められた。
- 非抜歯にて上顎遠心移動を行い、オーバージェットの改善およびⅠ級関係の獲得を狙う。とくに左側は上顎前突傾向が強いため、遠心移動量を確保し上下正中線を合わせる。
- |8は、遠心移動の妨げになるため、治療開始前に抜歯する。
- 遠心移動量が多い治療計画のため、途中で小臼歯抜歯（とくに左側）の可能性があることを患者さんから同意を得る。

デジタルシミュレーションのポイント・留意点

- 上顎遠心移動に際し、歯科矯正用アンカースクリューを使用しない場合、ステージング（個々の歯の移動様式）やアタッチメントデザインによらずⅡ級顎間ゴムの使用は必須である。
- Ⅱ級顎間ゴムを使用するため4|4にボタンとアタッチメントを設置する。双方を併用することで、望ましくない捻転により矯正力が減衰することを避け、効率よく矯正力を発揮することができる。
- 下顎前歯にIPRを入れ舌側に移動することで、Ⅱ級顎間ゴムの反作用により下顎前歯が頬側へフレアリングして歯肉退縮を起こすリスクをできるだけ抑える。
- |5は、捻転の改善をともなう挺出を必要とする難易度の高い移動になるため、アタッチメントを設置する。
- ステージングは、基本的に順次的な上顎遠心移動であるが、第二小臼歯から第二大臼歯にかけては段階的に歯を動かすのではなく、ユニットにしステージの序盤で同時に移動させる様式とする。

治療経過1　初診から10ヵ月後（23歳3ヵ月）

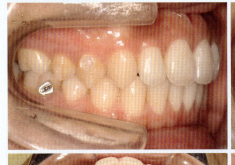
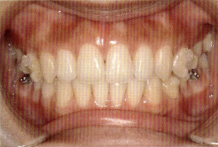
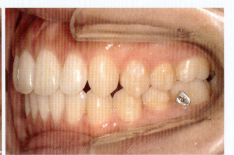
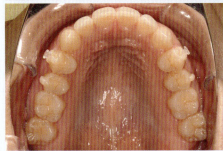
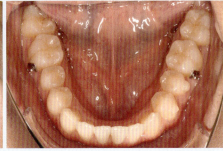

アライナー使用枚数：52枚目（52枚のうち）

治療経過2　初診から1年5ヵ月後（23歳10ヵ月）

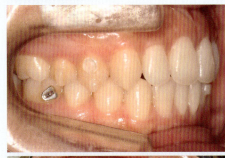
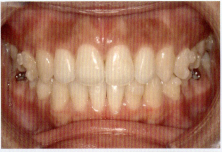
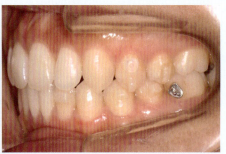
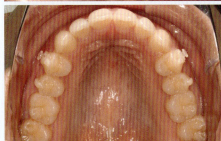
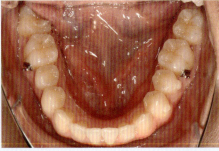

アライナー使用枚数：
30枚目（1回目追加30枚のうち）

治療内容および経過

　初回アライナーの治療計画では、アライナーを交換する度にスマートフォンにてお口の状態を撮影していただき、そちらの画像を確認しながら経過を追いました。

　最終アライナーまで進んだところで来院していただきましたが、左側の前後的な歯の位置がまだ改善できていないため、上下の正中線（前歯の中央のライン）が一致せず、噛み合わせも安定しない状態でした。よって、追加アライナー（30枚）を製作し、アタッチメントの再設置と顎間ゴム（取り外しのできる矯正治療用の輪ゴム）によって、噛み合わせを調整しました。

　追加アライナー使用後もやや噛み合わせが不安定だったため、さらに追加アライナー（9枚）を製作し、噛み合わせの調整を行って治療を完了しました。

　治療後は再度前歯が前方に出てこないよう、取り外し式リテーナー（後戻り防止装置）を使用してもらいました。

| 治療終了時 | 初診から1年9ヵ月後（24歳2ヵ月）

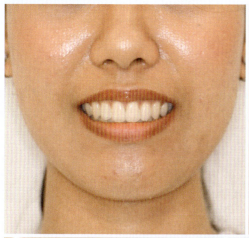
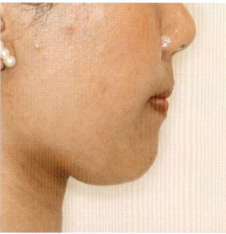
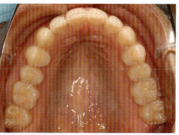
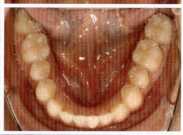
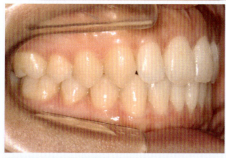
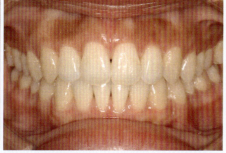
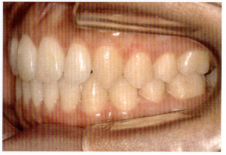
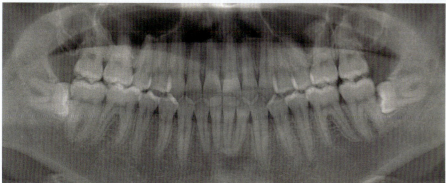

治療結果

　左上の親知らずを抜歯して得られたスペースに歯を移動することにより、小臼歯の抜歯を行わずに前歯を内側に入れながら正中線（前歯の中央のライン）の改善を行うことができました。また、上下前歯のオーバーバイト（上下前歯の重なり）も正常になり噛み合わせの機能も向上しました。

　前歯の突出感を非抜歯で改善する症例は、基本的には顎間ゴムの使用が毎時間必要となります。担当医から顎間ゴムを使用するよう指示を受けた場合は、必ず厳守しましょう。

　今回は小臼歯の抜歯を行わず非抜歯にて治療を行いましたが、前後的な歯の位置関係や下あごの叢生具合によっては、非抜歯による治療は現実的ではなく、抜歯での治療を行うことが第一選択になることもあります。また非抜歯による治療を選択した場合も、経過によっては治療計画を小臼歯抜歯に変更する可能性もあるため、その際は担当医と綿密に相談し検討してください。

【専門用語解説】
叢生（そうせい）＊ふぞろいな歯並び。歯が重なりあったり乱れて並んだ状態。

49

| 非抜歯※ | 上顎前突 | 開咬 |

症例 6 前歯のデコボコと重度の出っ歯

患者DATA

性別・年齢（初診時）	女性・19歳11ヵ月
主訴	出っ歯、前歯で噛めない
症状	下顎後退による骨格的上顎前突、上下顎前歯唇側傾斜、前歯部開咬、叢生
診断	Angle II級1類、叢生

初診時（19歳11ヵ月）

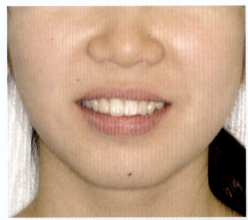
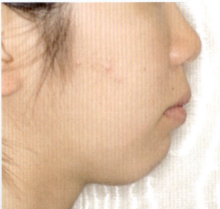
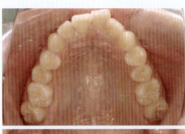
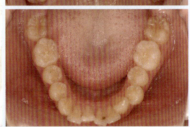
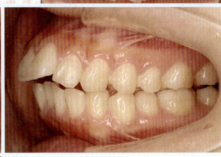

主な治療の経過（初診から）

0ヵ月
- 左右上の親知らずを抜歯
- アライナーとアライナーチューイの使用を開始（14日おきに交換、1日20時間使用）

1ヵ月後
- アライナーとアライナーチューイの使用が十分できていることを確認し、アタッチメントを設置（7日おきにアライナーを交換、1日20時間使用）。以降2ヵ月に一度の間隔で通院
- 顎間ゴム（取り外しのできる矯正治療用の輪ゴム）の使用を開始（1日20時間使用）
- IPR（歯と歯の間の研磨）を行う

1年7ヵ月後
- 前歯での噛み合わせが強く、奥歯が噛み合っていなかったため、追加アライナーを製作

2年3ヵ月後
- 正中線（前歯の中央のライン）を一致させるため、2回目の追加アライナーを製作

2年6ヵ月後
- 歯並び、噛み合わせを確認し、治療を終了
- アタッチメントを撤去し、リテーナー（後戻り防止装置）を装着

【専門用語解説】
上顎前突（じょうがくぜんとつ）＊上の歯が下の歯よりも著しく前に出ている状態。
開咬（かいこう）＊上下の前歯が噛み合わず開いている状態。
叢生（そうせい）＊ふぞろいな歯並び。歯が重なりあったり乱れて並んだ状態。
アライナーチューイ＊マウスピースの適合を良くするために噛み込む、弾性のある補助器具。

※非抜歯……親知らずの抜歯は除きます。

症例提示者：山澤秀彦／目白歯科矯正歯科

デジタルシミュレーション

移動前

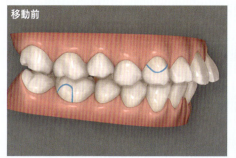 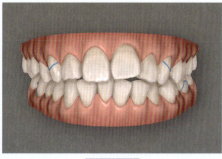 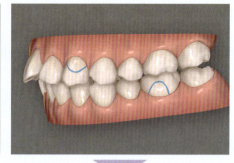

治療後

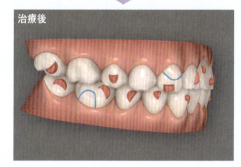 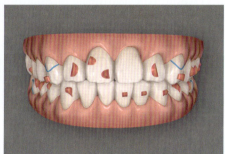 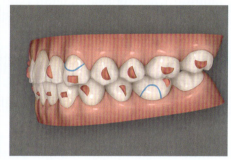

動画でCheck!
シミュレーション

for Dentist

治療計画
- 患者さんは健康な歯を抜歯することに強い抵抗があるため、非抜歯による治療を行う。
- 上顎前歯の大きい唇側傾斜と前方位の改善のため、上顎前歯の遠心移動を行う。
- 上顎前歯を遠心移動させるために、上顎歯列の遠心移動と側方拡大を行う。
- 上顎歯列を遠心移動させるために、8|8の抜歯は術前に行う。
- 上顎歯列の遠心移動のため、Ⅱ級顎間ゴムを使用する。
- 下顎前歯の叢生と唇側傾斜の改善のため、IPRと下顎歯列の側方拡大を行う。
- 前歯部開咬の改善のため、上下顎前歯の挺出を行う。

デジタルシミュレーションのポイント・留意点
- 上下ともに狭い歯列弓形態は、幅径の拡大を行うことでアーチ型に改善させる。
- 上顎大臼歯の移動を確実に行うために、上顎は順次的な遠心移動を行う。
- 前歯部開咬の改善のため、上下顎前歯は舌側傾斜による傾斜移動をともなう挺出を行う。
- 上顎前歯の後方移動量を多くするために前歯にIPRを行う。
- 顎間ゴムの使用にともない、ボタンを設置している上顎犬歯と下顎臼歯はアンフィットが生じやすいためアタッチメントを設置する。
- 上顎臼歯は遠心移動にともない、遠心傾斜を起こしやすいため歯根のみの遠心への移動のオーバーコレクションを加える。

治療経過1　初診から11ヵ月後（20歳10ヵ月）

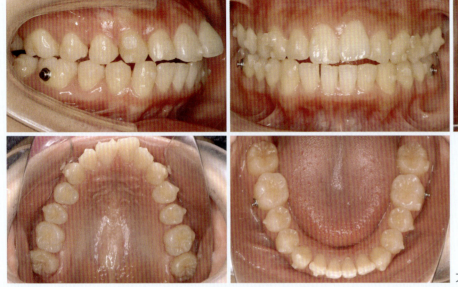

アライナー使用枚数：39枚目（72枚のうち）

治療経過2　初診から1年4ヵ月後（21歳3ヵ月）

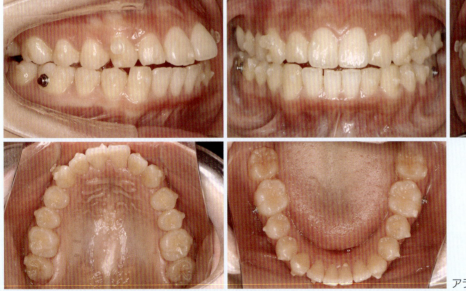

アライナー使用枚数：59枚目（72枚のうち）

治療内容および経過

　最初のアライナー2枚はそれぞれ14日間使うようにし、アライナーとアライナーチューイがしっかり使えていることを確認してから、アタッチメントを装着して交換間隔を7日間に変更しています。上の歯列を大きく後方に移動させなければならないため、治療中はつねに上あごの前方部と下あごの後方部に、顎間ゴム（取り外しのできる矯正治療用の輪ゴム）を患者さんで着脱してもらうようにしています。

　治療中盤での前歯および側方の歯の後方への移動には、奥歯の後戻りが生じやすいです。そのため顎間ゴムを強めのものに変更しました。

　予定していたアライナーが終了した時点で奥歯が噛み合っておらず、また上下の歯列の正中線（前歯の中央のライン）がずれていたので、追加アライナーを2回製作しています（25枚と9枚）。追加アライナーでは奥歯の噛み合わせを調整にするために顎間ゴムを使用し、上下の歯列の正中線を合わせるためにIPR（歯と歯の間の研磨）を行っています。

治療終了時　初診から2年6ヵ月後（22歳5ヵ月）

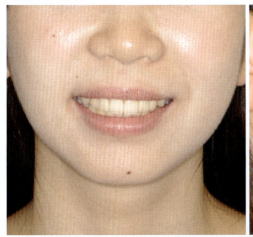
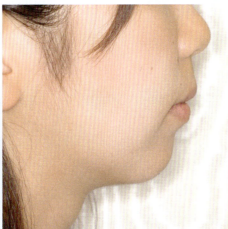
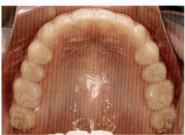
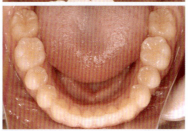
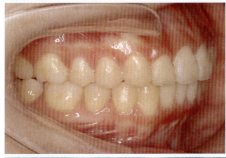
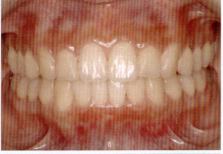
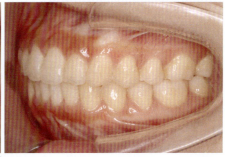
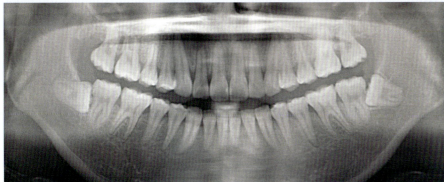

治療結果

　大きく前方に傾斜していた上下前歯は、後方に移動しながら整直させることができました。上下前歯が後方に移動したのにともない、唇も後方に下がったため口元の突出感がなくなりきれいな横顔になりました。治療前では前歯が突出しているために唇を閉じるときに、下あごに梅干しジワができていました。治療後では前歯が後方に下がったので唇が閉じやすくなり、あごのシワはできなくなっています。

　出っ歯の治療を抜歯せずに行う場合には、歯列全体を後方に移動させる必要がありますが、その際に顎間ゴムの使用が重要になってきます。この症例では、2ヵ月に一度の診療ごとに奥歯の噛み合わせの経過の確認をしっかり行い、顎間ゴムの強さを途中で調節しています。そうすることで上あご全体を大きく後方に移動させ、予定通りに治療を終えることができています。

[非抜歯※] [上顎前突] [アンカースクリュー]

症例 7　前歯のデコボコと重度の出っ歯
（補助装置併用）

患者DATA	
性別・年齢（初診時）	女性・22歳2ヵ月
主訴	出っ歯
症状	上顎の前方位、上顎前歯唇側傾斜、下顎前歯挺出
診断	Angle II級1類、叢生、過蓋咬合

初診時（22歳2ヵ月）

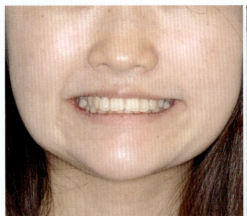
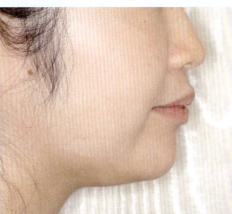
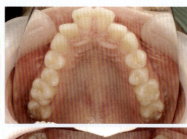
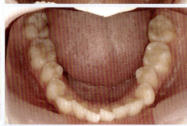
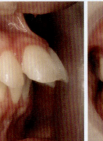
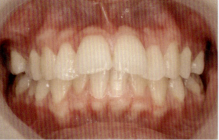
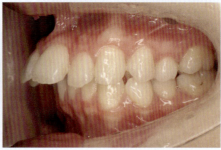
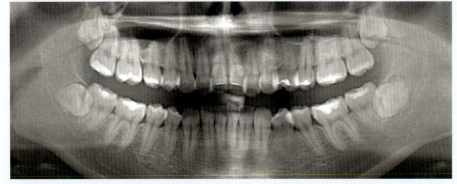

主な治療の経過（初診から）

0ヵ月
- 左右上の親知らずを抜歯
- アライナーとアライナーチューイの使用を開始（14日おきに交換、1日20時間使用）

1ヵ月後
- アライナーとアライナーチューイの使用が十分できていることを確認し、アタッチメントを設置（7日おきにアライナーを交換、1日20時間使用）。以降2ヵ月に一度の間隔で通院
- 顎間ゴム（取り外しのできる矯正治療用の輪ゴム）の使用を開始（1日20時間使用）

1年後
- 上あごの後方部に歯科矯正用アンカースクリュー（矯正用インプラント）を設置して、アンカースクリューから犬歯に顎内ゴムを装着

1年8ヵ月後
- 上顎前突の噛み合わせが若干残っていたため、追加アライナーを製作

2年8ヵ月後
- 歯並び、噛み合わせを確認し、治療を終了
- 歯科矯正用アンカースクリューとアタッチメントを撤去し、リテーナー（後戻り防止装置）を装着

【専門用語解説】
叢生（そうせい） ＊ふぞろいな歯並び。歯が重なりあったり乱れて並んだ状態。
過蓋咬合（かがいこうごう） ＊上下の前歯が深く噛み合っている状態。
アライナーチューイ ＊マウスピースの適合を良くするために噛み込む、弾性のある補助器具。
上顎前突（じょうがくぜんとつ） ＊上の歯が下の歯よりも著しく前に出ている状態。

※非抜歯……親知らずの抜歯は除きます。

症例提示者：山澤秀彦／目白歯科矯正歯科

デジタルシミュレーション

移動前

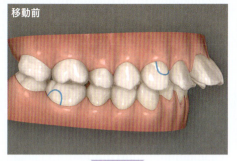
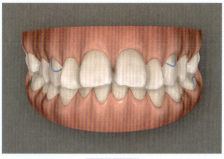
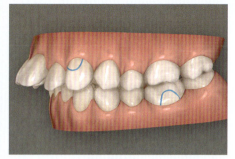

治療後

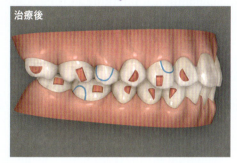
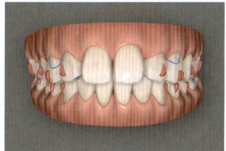
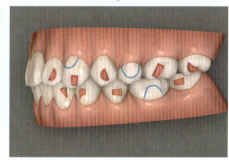

動画でCheck!
シミュレーション

for Dentist

治療計画

- 患者さんは健康な歯を抜歯することに強い抵抗があるため、非抜歯による治療を行う。
- 上顎前歯の強い唇側傾斜、前方位の改善のため上顎前歯の遠心移動を行う。
- 上顎前歯を遠心移動させるために、上顎歯列の遠心移動と拡大を行う。
- 上顎歯列を遠心移動させるために、8|8 の抜歯を行う。
- 上顎歯列の遠心移動のため、Ⅱ級顎間ゴムを使用する。
- 上顎歯列の遠心移動量が大きいため、固定源として歯科矯正用アンカースクリューを使用。
- 過蓋咬合の改善のため、下顎前歯の圧下を行う。

デジタルシミュレーションのポイント・留意点

- 上下ともにV字型をした歯列弓形態は、幅径の拡大を行うことでアーチ型に改善する。
- 上顎大臼歯の移動を確実に行うために、上顎は順次的な遠心移動を行う。
- 上顎第一大臼歯遠心移動の終了後、近心に固定源強化のため歯科矯正用アンカースクリューを埋入。
- 上顎前歯の後方移動量を多くするために、前歯にIPRを行う。
- 顎間ゴムの使用にともない、ボタンを設置している上顎犬歯と下顎臼歯はアンフィットが生じやすいためアタッチメントを設置する。
- 下顎前歯の圧下は傾斜移動をともなう圧下になるように、歯根を舌側に傾斜させる。

| 治療経過1 | 初診から11ヵ月後（23歳1ヵ月） |

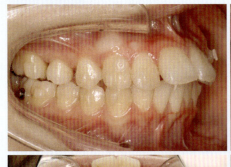
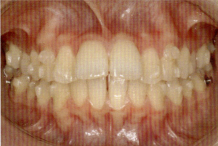
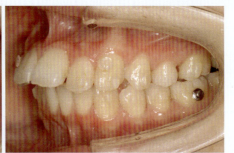
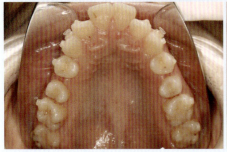
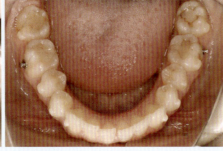

アライナー使用枚数：41枚目（79枚のうち）

| 治療経過2 | 初診から1年6ヵ月後（23歳7ヵ月） |

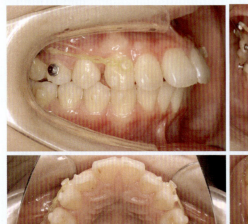
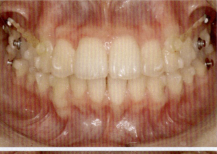
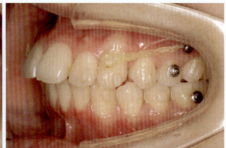
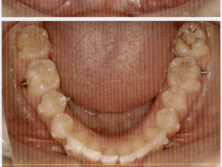

アライナー使用枚数：65枚目（79枚のうち）

治療内容および経過

　上前歯を大きく後方に移動させなければならないため、治療中はつねに上あごの前方部と下あごの後方部に顎間ゴム（取り外しのできる矯正治療用の輪ゴム）を患者さんで着脱してもらうようにしています。上の奥歯の後方移動が終了した後に、歯科矯正用アンカースクリュー（矯正用インプラント）を奥歯の手前側の歯ぐきに設置。アンカースクリューにゴムをかけ、上あご全体の後方移動を行っています。

　その後は、上あごの突出が若干残っていたので追加アライナーを製作しました。初期のアライナー使用時と同様に、顎間ゴムを使用してもらい、さらにアンカースクリューからも力をかけることで、上あごの後方移動を終了することができています。

　移動終了後は後戻りが起きないように、リテーナー（後戻り防止装置）を使うようにしています。

治療終了時 初診から2年8ヵ月後（24歳9ヵ月）

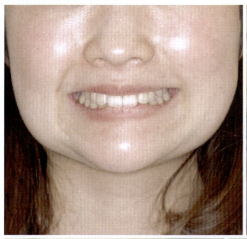
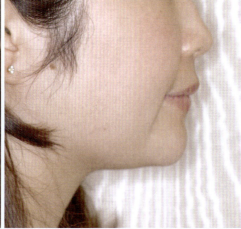
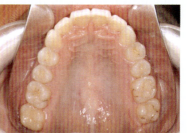
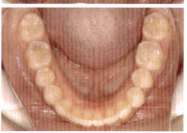
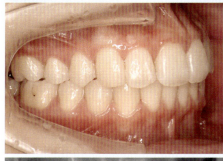
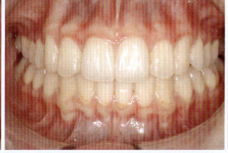
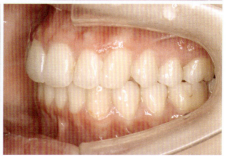
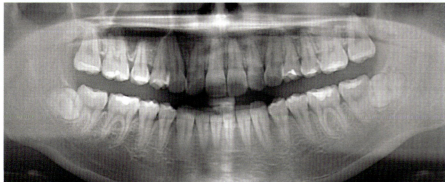

治療結果

　大きく前方に傾斜していた上前歯は、後方に移動しながら整直させることができました。治療前の上前歯は大きく突出していたため上下前歯では噛むことができませんでしたが、噛み合うようになりました。それにともない上唇（うわくちびる）も後方に下がったため、口元の突出感がなくなりきれいな横顔になりました。奥歯の噛み合わせもすき間なく噛み合うことができ、機能的にも良好な結果となりました。

　上あご全体を、歯1本分後方に移動させることは大変難しいといわれていますが、今回は歯科矯正用アンカースクリュー（矯正用インプラント）を歯ぐきに設置して強い固定源から上あご全体を引っ張るようにしています。ただし、患者さんのアライナーの使用時間が不十分な場合には、引っ張る力の反作用で望まない歯の移動が起きてしまいます。今回は患者さんの装置の使用状況が良好だったので達成することができています。

| 非抜歯 | 上顎前突 | ディスタライザー |

症例 8 正中のずれと出っ歯（補助装置併用）

患者DATA
- 性別・年齢（初診時）：女性・41歳1ヵ月
- 主訴：前歯が出ている、噛み合わせが深い、口元がやや出ている
- 症状：オーバージェットが大きい、上下正中線の不一致、左側臼歯部交叉咬合
- 診断：左側臼歯部交叉咬合をともなうAngle II級

初診時（41歳1ヵ月）

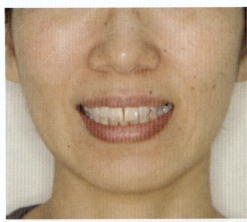
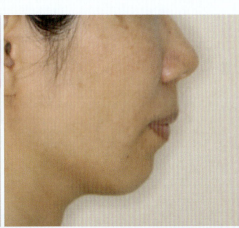
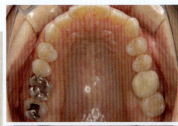
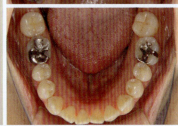
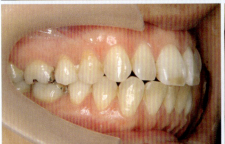
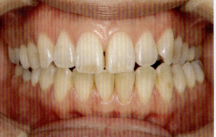
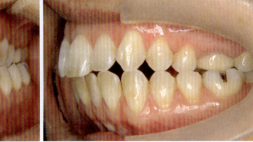
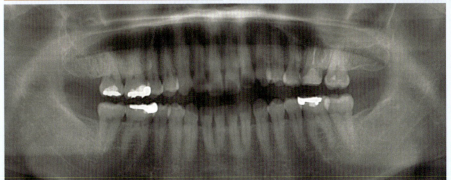

主な治療の経過（初診から）

4ヵ月後
- 上あごにディスタライザー（奥歯を後ろに動かす装置）、下あごにアライナーとアライナーチューイの使用を開始（10日おきに交換、1日20時間使用）
- 顎間ゴム（取り外しのできる矯正治療用の輪ゴム）の使用を開始（1日20時間使用）

5ヵ月後
- アタッチメントを設置し、アライナーの交換を7日おきに変更（1日20時間使用）
- アライナーを毎日一定時間使用することを確認し、以降2ヵ月に一度の間隔で通院

10ヵ月後
- 奥歯の噛み合わせの関係が改善したため、ディスタライザーを撤去
- 上あごもアライナーへ変更するため、追加アライナーを製作

1年7ヵ月後
- 噛み合わせの調整のため、2回目の追加アライナーを製作

2年4ヵ月後
- 歯並び、噛み合わせを確認し、治療を終了
- アタッチメントを撤去し、リテーナー（後戻り防止装置）を装着

【専門用語解説】
交叉咬合（こうさこうごう）＊上の歯が下の歯の内側になって噛み合っている状態。
アライナーチューイ＊マウスピースの適合を良くするために噛み込む、弾性のある補助器具。

症例提示者：東野良治／神保町矯正歯科クリニック

デジタルシミュレーション

移動前

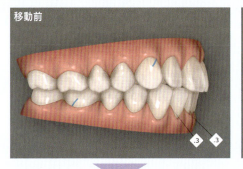 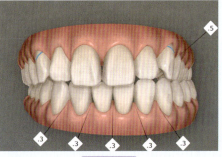 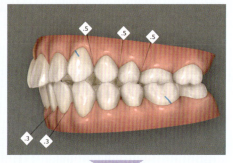

治療後

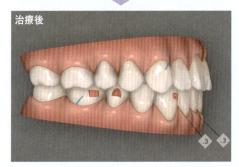 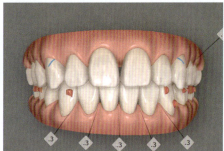 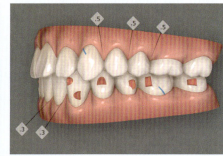

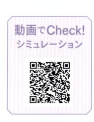

動画でCheck!
シミュレーション

for Dentist

治療計画

■ 患者さんは治療上の効率と審美性の高い装置を希望されたため、ディスタライザー（カリエールモーション）とマウスピース型装置による矯正装置を選択。

■ 上顎はカリエールモーション、下顎はアライナー装置を使用し、Ⅱ級からⅠ級への大臼歯関係改善と左側臼歯部交叉咬合を改善させる。この際必要な顎間ゴムはほぼ終日使用とし、多数歯の同時移動となるため牽引力は強めを選択する。

■ 顎間ゴムを長期間かつ強い牽引力で使用するため、下顎前歯部歯肉退縮等の副反応に留意しながら治療する。

■ 治療上の難所である上下顎大臼歯関係の改善後、上顎もアライナー装置へ移行する。

デジタルシミュレーションのポイント・留意点

■ 上顎にカリエールモーションを使用するため、アライナーは下顎のみから開始する。

■ 初回のデジタルシミュレーションでは、アライナーの着脱を容易にするために小さなアタッチメントの使用を推奨するが、本ケースでは|7の舌側転位を改善させる必要があるため、第一・第二大臼歯には長方形アタッチメントを設置する。

■ Ⅱ級顎間ゴムの長期使用による下顎前歯の歯肉退縮を防ぐため、下顎前歯にIPRを設定する。

■ 2回目のデジタルシミュレーションでは、ある程度配列が完了した下顎歯列に合わせて上顎歯列を配列する。

■ 3回目のデジタルシミュレーションでは、上下正中線を一致させるために上顎は左側のみIPR、下顎は右側のみIPRを行う。また、左側はⅡ級顎間ゴム、右側はⅢ級顎間ゴムとする。

■ 前歯早期接触による臼歯離開予防として、すべてのデジタルシミュレーションにバイトランプを設置する。

■ デジタルシミュレーションにIPRを設置することから、最後3枚にバーチャルCチェーン（隣接歯のコンタクトをきつくするアライナー）を組み込む。

治療経過1　初診から9ヵ月後（41歳10ヵ月）

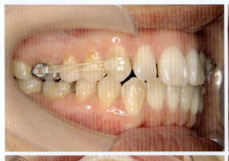
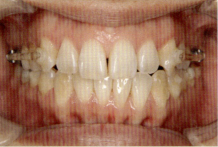
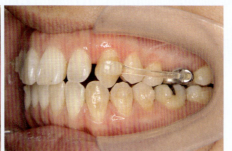
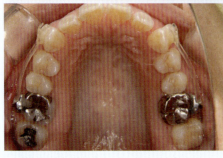
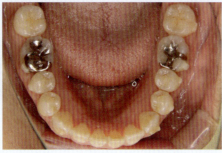

アライナー使用枚数：23枚目（55枚のうち）

治療経過2　初診から1年9ヵ月後（42歳10ヵ月）

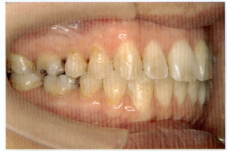
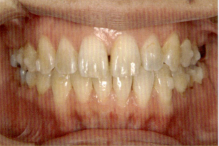
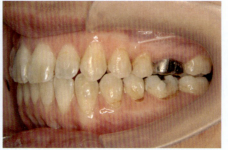
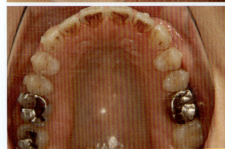
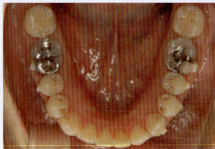

アライナー使用枚数：
5枚目（2回目追加16枚のうち）

治療内容および経過

　治療効率を重視するため、治療の序盤は上あごにディスタライザー（奥歯を後ろに動かす装置）を使用し、下あごはふぞろいな歯を整えるアライナーを使用しました。

　アライナーは7日おきに交換し、顎間ゴム（取り外しのできる矯正治療用の輪ゴム）は終日使用してもらい、2ヵ月に一度のペースで治療計画と現状の比較をしながら経過の確認を行っていきました。上の奥歯が十分に後ろへ移動し、上下の奥歯の噛み合わせが良好になったところで、上あごもアライナーへ移行しています。

　追加アライナー（33枚、16枚）では、上下歯列の正中線（前歯の中央のライン）の一致と奥歯の噛み合わせの細かな調整を行い、前歯の早期接触に気をつけながら治療を継続しました。

　噛み合わせが完成した後は、取り外し式リテーナー（後戻り防止装置）を使用してもらいました。

| 治療終了時 | 初診から2年4ヵ月後（43歳5ヵ月） |

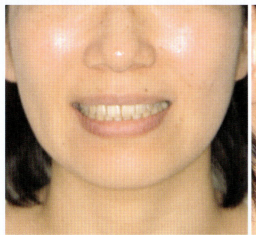
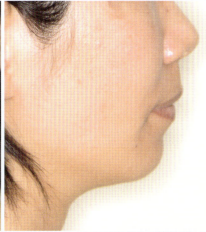
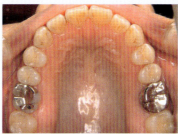
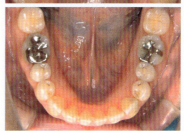
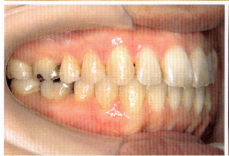
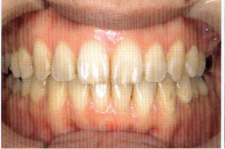
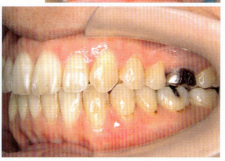
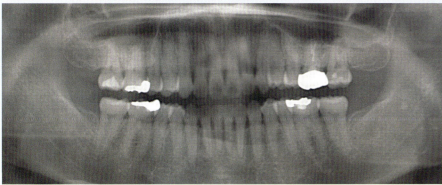

治療結果

　前歯が出ている歯並びは、上の歯を後ろに移動させることで改善し、前歯で食べ物をしっかり噛み切ることができるようになりました。上下のIPR（歯と歯の間の研磨）と顎間ゴム（取り外しのできる矯正治療用ゴム）を左右非対称に使用することで上下歯列の正中線も一致し、審美的にも機能的にも満足のいく結果となりました。

　今回の治療の難所は、上の歯列を大きく後ろへ移動させることでした。審美面でやや劣るディスタライザーの使用を許容していただくことにより、効率よく治療を進めることができました。

　矯正装置にはさまざまな種類があり、それぞれ得手不得手があります。審美性の高い装置のみを選択するか？治療効率も考えて装置を使い分けるか？——正解は1つではありません。担当医との良好なコミュニケーションが満足度の高い治療結果を生むといえるでしょう。

[非抜歯*] [反対咬合] [叢生]

症例 9　前歯のデコボコと受け口

患者DATA	
性別・年齢（初診時）	男性・24歳5ヵ月
主訴	受け口
症状	反対咬合、叢生、左側第二大臼歯鋏状咬合、下唇の突出
診断	叢生をともなう下顎前突

初診時（24歳5ヵ月）

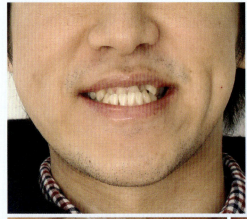
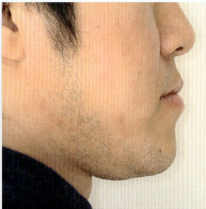
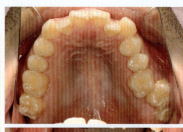
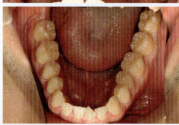
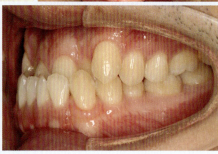
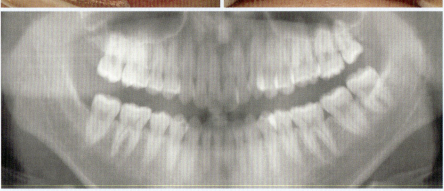

主な治療の経過（初診から）

1ヵ月後
- IPR（歯と歯の間の研磨）を行う
- アタッチメントを設置し、アライナーとアライナーチューイの使用を開始（10日おきに交換、1日20時間使用）
- 顎間ゴム（取り外しのできる矯正治療用の輪ゴム）の使用を開始（1日20時間使用）
- アライナーを毎日一定時間使用することを確認し、以降3ヵ月に一度の間隔で通院

9ヵ月後
- 左上下の親知らずを抜歯
- 臼歯離開（上下の奥歯が離れている）と鋏状咬合の改善のため、追加アライナーを製作

1年8ヵ月後
- 噛み合わせの調整のため、2回目の追加アライナーを製作
- 上の第一大臼歯と下の第一小臼歯に顎間ゴムを再開（1日20時間使用）

2年1ヵ月後
- アタッチメントを撤去

2年2ヵ月後
- 歯並び、噛み合わせを確認し、治療を終了
- リテーナー（後戻り防止装置）を装着

【専門用語解説】
反対咬合（はんたいこうごう）＊下の歯が上の歯よりも著しく前に出て噛み合っている状態。
叢生（そうせい）＊ふぞろいな歯並び。歯が重なりあったり乱れて並んだ状態。
鋏状咬合（はさみじょうこうごう）＊上奥歯と下奥歯が大きくずれ、はさみのようにすれ違って噛み合っている状態。
アライナーチューイ＊マウスピースの適合を良くするために噛み込む、弾性のある補助器具。

※非抜歯……親知らずの抜歯は除きます。

症例提示者：岩田直晃／アールエフ矯正歯科

デジタルシミュレーション

移動前

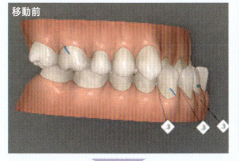 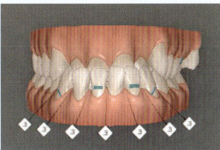 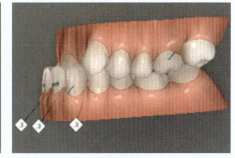

治療後

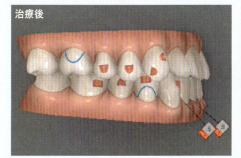 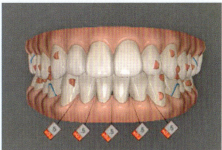 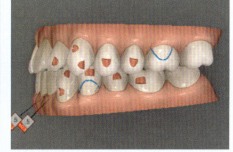

動画でCheck!
シミュレーション

for Dentist

治療計画

- 患者さんは遠方からの通院および将来的に全国転勤の可能性があることから通院頻度が少なく、治療中のトラブルによる緊急来院の必要性が少ないマウスピース型装置による矯正治療を希望。
- 口腔内所見から大臼歯関係はⅢ級であり、前歯の反対咬合と叢生および左側第二大臼歯部に鋏状咬合を認める。また、中心位では切端咬合が可能である。側貌セファロ分析では下顎の後退による骨格性下顎前突が認められる。
- 以上の分析結果から外科的矯正治療も検討したが、患者さん本人が手術を望まず切端咬合も可能だったため、非抜歯にて下顎の遠心移動による改善を計画。
- 下顎の遠心移動および左側第二大臼歯鋏状咬合改善のため、残存している8|8は抜歯することとする。また、下顎の遠心移動中はⅢ級顎間ゴムを治療初期から長期的に併用する計画を立てる。

デジタルシミュレーションのポイント・留意点

- 最初のデジタルシミュレーションでは、切端咬合が可能である機能性の反対咬合であったため、遠心移動ではなくバイトジャンプ（顎位の変化）の設計にする。
- 下顎の遠心移動のデジタルシミュレーションは大臼歯の移動から始まり、前歯の被蓋改善が遅くなり枚数も多くなるため、切端咬合が可能である場合は審美面および機能面を考慮しバイトジャンプの設計で早期に反対咬合を改善するのが効果的と思われる。
- バイトジャンプのデジタルシミュレーションでは、上顎前歯の配列後に自動的に前歯の被蓋が改善するが、実際の口腔内では不十分な場合が多いため、Ⅲ級顎間ゴムの使用は必須である。
- アタッチメントについては、特別な設計は必要なく、叢生の改善に必要なアタッチメントで十分かと思われる。
- ステージング（個々の歯の移動様式）については、一度にすべての歯を移動させる様式とする。

治療経過1　初診から9ヵ月後（25歳2ヵ月）

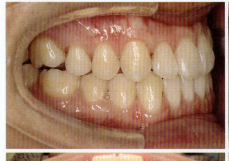
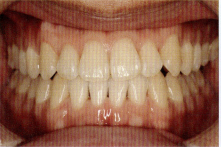
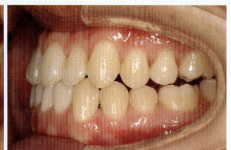
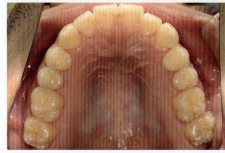
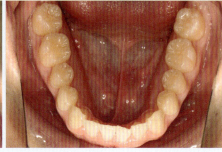

アライナー使用枚数：25枚目（28枚のうち）

治療経過2　初診から1年8ヵ月後（26歳1ヵ月）

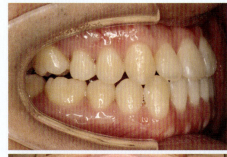
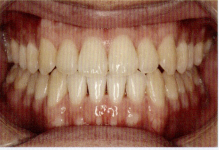
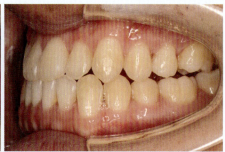
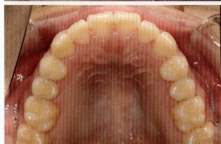
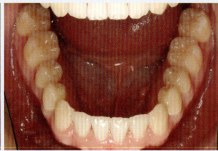

アライナー使用枚数：
18枚目（1回目追加18枚のうち）

治療内容および経過

　初回治療計画のアライナーは28枚（アクティブアライナー25枚、オーバーコレクションアライナー3枚）で、反対咬合および上下前歯の叢生（ふぞろい）、左の第二大臼歯部の鋏状咬合の改善を目的に10日交換でスタートしました。スタート時から顎間ゴム（取り外しのできる矯正治療用の輪ゴム）を使用し、25枚使用したところでデジタルシミュレーションと比較して治療状況を確認しました。

　上下前歯の重なりは改善したものの、臼歯離開（上下の奥歯が離れている）と鋏状咬合の改善が不十分であったため、追加アライナーを18枚製作して改善を図りました。追加アライナー使用時、前後的な問題は改善していたため顎間ゴムは使用しませんでした。

　その後、噛み合わせの調整を図るために、上の第一大臼歯と下の第一小臼歯に顎間ゴムを併用した2回目の追加アライナーを10枚製作・使用しました。そして取り外し式リテーナー（後戻り防止装置）の使用へ移行しました。リテーナーの使用時間は1年目は1日12時間、2年目は1日8時間です。

治療終了時 初診から2年2ヵ月後（26歳7ヵ月）

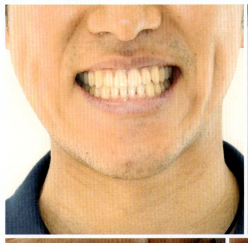
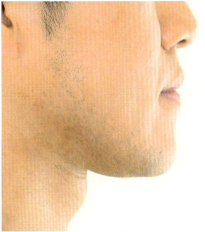
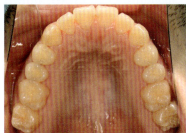
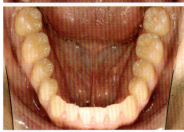
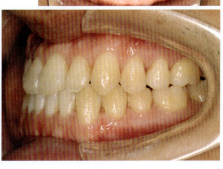
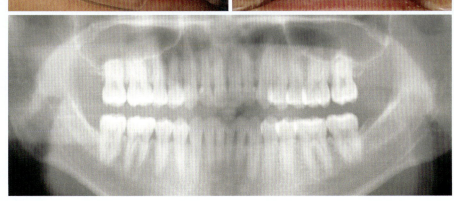

治療結果

　患者さんの主訴であった反対咬合を改善したことにより、機能的および審美的に良好な歯並びとなりました。また、上下前歯の重なりの改善に顎間ゴムを適切に使用したことにより、結果的に下あごの後方移動の必要がなくなり、工程数を減らすことができ、予定の期間内に治療を終了できました。

　アライナー矯正治療では、マウスピース型装置で噛み合う面を覆うため、奥歯の挺出（歯の先端方向への移動）が起きにくく、下あごが下がりにくいです。それは、反対咬合には不利で、正常な奥歯の噛み合わせへの改善に時間がかかります。また、下あごの後方移動が必要な反対咬合は、アライナー矯正治療では工程数が多く、困難とされています。ただし本症例のように、上下前歯の先端で噛み合うことが可能な場合には、噛み合わせ全体を変化させる（バイトジャンプ）ことで早期に反対咬合を改善することができます。このようなことを見極め、設計を工夫することでより効果的に治療を行うことが可能です。

非抜歯　反対咬合　叢生

症例 10 下あごが出ている受け口

患者DATA
- 性別・年齢（初診時）：女性・17歳2ヵ月
- 主訴：受け口、下あごが前に出ている
- 症状：反対咬合、下顎前突、叢生
- 診断：Angle Ⅲ級 反対咬合

初診時（17歳2ヵ月）

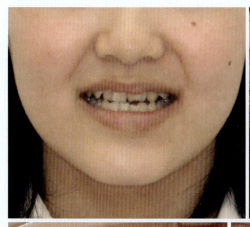
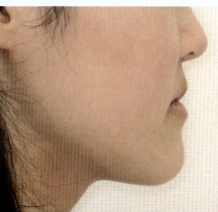
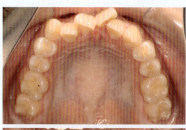
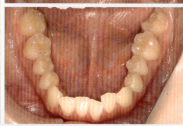
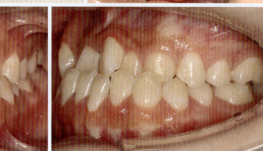
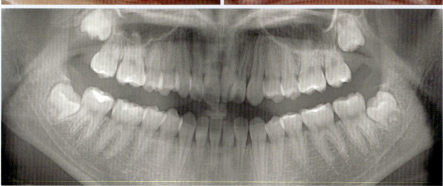

主な治療の経過（初診から）

2ヵ月後
- アタッチメントを設置し、アライナーとアライナーチューイの使用を開始（7日おきに交換、1日20時間使用）

3ヵ月後
- 顎間ゴム（取り外しのできる矯正治療用の輪ゴム）の使用を開始（1日20時間使用）
- アライナーを毎日一定時間使用することを確認し、以降2ヵ月に一度の間隔で通院
- 毎回の診察時に必要な部位にIPR（歯と歯の間の研磨）を行う

1年3ヵ月後
- 前歯のねじれの改善と噛み合わせの微調整のため、追加アライナーを製作

1年10ヵ月後
- 歯並び、噛み合わせを確認し、治療を終了
- アタッチメントを撤去し、リテーナー（後戻り防止装置）を装着

【専門用語解説】
反対咬合（はんたいこうごう） ＊下の歯が上の歯よりも著しく前に出て噛み合っている状態。
叢生（そうせい） ＊ふぞろいな歯並び。歯が重なりあったり乱れて並んだ状態。
アライナーチューイ ＊マウスピースの適合を良くするために噛み込む、弾性のある補助器具。

症例提示者：牧野正志／まきの歯列矯正クリニック

デジタルシミュレーション

移動前

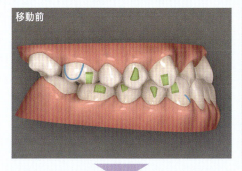 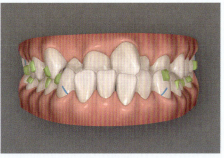 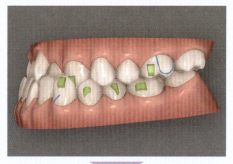

治療後

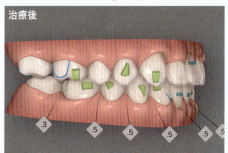 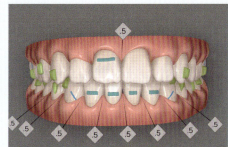 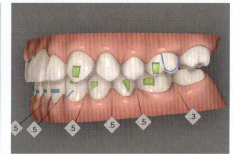

動画でCheck!
シミュレーション

for Dentist

治療計画

- 患者さんは他県からの通院であったため、緊急処置の少ないマウスピース型装置による矯正治療を選択。
- 下顎の前方突出による骨格性要因の強い反対咬合であるが、患者さんは外科的矯正治療を希望せず、矯正治療単独でのカムフラージュ治療（骨格性問題を歯性の移動で解決する治療）を希望。
- 上顎前歯の叢生は前方拡大をさせながら改善し、下顎臼歯の遠心移動とIPRで得られた空隙に下顎前歯を舌側移動させ、反対咬合を改善させる。
- 下顎第三大臼歯は正常方向への萌出が予測されるため保存する。しかし、初回のアライナーで反対咬合の改善がみられなかった場合は、下顎の後方領域を増やすために抜歯を検討する。

デジタルシミュレーションのポイント・留意点

- アライナー矯正では、比較的成功率が高いIII級顎間ゴムを固定源にした下顎臼歯の順次的な遠心移動を行う。顎間ゴムは牽引力を増大させるため、大臼歯のカットと犬歯のプレシジョンカット（顎間ゴムをかける切れ込み）の距離をできるだけ離している。
- 初回のアライナーで確実に前歯の被蓋改善ができるようにIPRも施行し、下顎前歯を余分に舌側移動させている。よって治療後のデジタルシミュレーションでは、オーバージェットが大きくなっている。
- 上顎前歯は歯根ごと唇側移動してしまうことを防ぐため、歯周組織をみて歯冠の傾斜移動になるよう歯軸を調整している。
- 上顎前歯の捻転は、被蓋改善後に追加アライナーにて調整することにして、前歯にアタッチメントは設置していない。

治療経過1　初診から6ヵ月後（17歳8ヵ月）

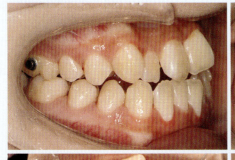
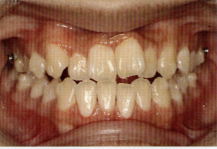
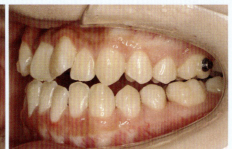
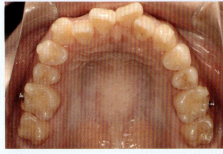
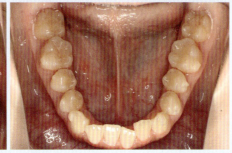

アライナー使用枚数：26枚目（63枚のうち）

治療経過2　初診から1年3ヵ月後（18歳5ヵ月）

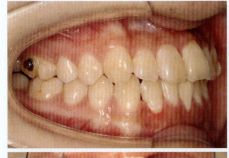
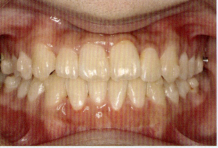
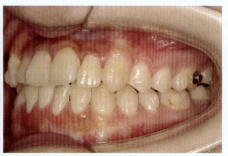
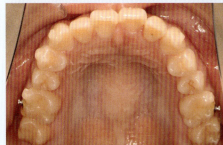
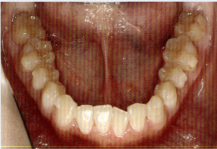

アライナー使用枚数：62枚目（63枚のうち）

治療内容および経過

　当初の治療計画にもとづいて順調にアライナーを交換していき、下あごの歯列の後方移動を行いました。

　受け口の治療では、前歯の噛み合わせが改善する途中で、前歯のみが強く接触することで奥歯で噛めない期間が2～3ヵ月続きます。この不安定な期間は、顎間ゴム（取り外しのできる矯正治療用の輪ゴム）をしっかりと使用して早期に乗り切らなくてはなりません。アライナー装着時に必ず顎間ゴムを使用していたため、当初の治療計画通り反対咬合の改善を早期に行うことができました。

　最終アライナー使用前には、デジタルシミュレーションと比較して治療状況を確認しましたが、前歯のふぞろいがあり、改善するために追加アライナー（25枚）を製作しました。治療後は、ねじれの強かった前歯に接着式リテーナー（後戻り防止装置）を設置し、さらに取り外し式リテーナーを使用してもらいました。

治療終了時 初診から1年10ヵ月後（19歳0ヵ月）

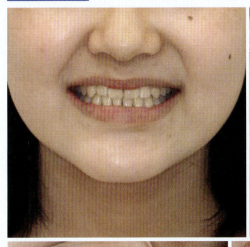
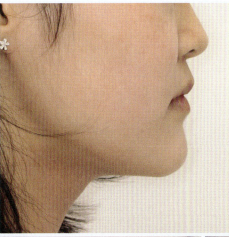
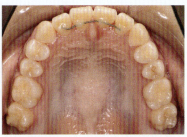
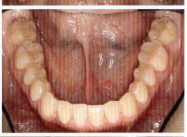
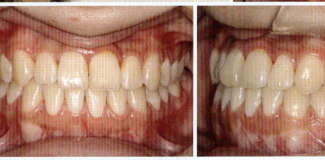
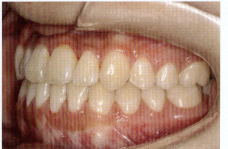
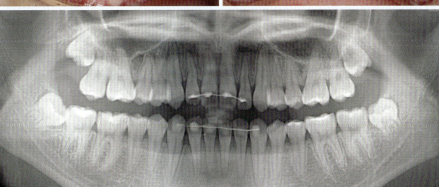

治療結果

　受け口が改善したことで上下前歯が正しく噛み合うようになり、機能面はかなり向上しました。また、上前歯の前方移動と下前歯の後方移動により、上唇（うわくちびる）の後退感と下唇（したくちびる）の突出感が改善し、横顔のバランスもよくなりました。2年以内の比較的短い期間で治療を終えることができた要因として、成長期を終えたばかりの10代であったことに加え、顎間（がっかん）ゴムの使用のよさがあげられます。

　受け口の矯正治療は審美面の改善とともに、患者さんの心理面にも大きな変化があります。矯正治療後は、保護者の方から「性格が明るくなり物事に対して前向きになった」というような感想をいただきました。

非抜歯※ 開咬 空隙歯列

症例 11 開咬（かいこう）①

患者DATA	
性別・年齢（初診時）	女性・24歳7ヵ月
主訴	上と下の前歯が開いている
症状	前歯部開咬、空隙歯列
診断	Angle Ⅰ級 前歯部開咬

初診時（24歳7ヵ月）

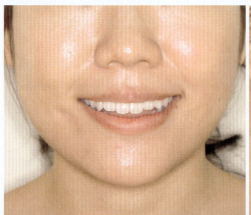
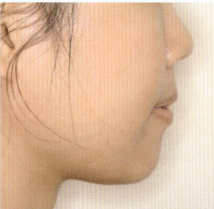
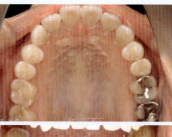
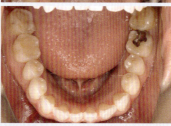
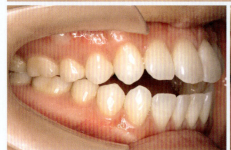
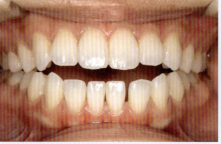
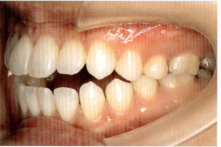
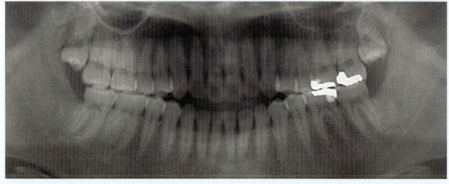

主な治療の経過（初診から）

3ヵ月後
- 左右上の親知らずを抜歯

6ヵ月後
- アライナーとアライナーチューイの使用を開始（10日おきに交換、1日20時間使用）

7ヵ月後
- アタッチメントを設置し、アライナーの交換を7日おきに変更（1日20時間使用）
- 顎間ゴム（がっかん）（取り外しのできる矯正治療用の輪ゴム）の使用を開始（1日20時間使用）
- アライナーを毎日一定時間使用することを確認し、以降2ヵ月に一度の間隔で通院

1年後
- 噛み合わせの調整のため、追加アライナーを製作

1年6ヵ月後
- 噛み合わせの調整をさらに図るため、2回目の追加アライナーを製作

1年10ヵ月後
- 歯並び、噛み合わせを確認し、治療を終了
- アタッチメントを撤去し、リテーナー（後戻り防止装置）を装着

【専門用語解説】
開咬（かいこう） ＊上下の前歯が噛み合わず開いている状態。
アライナーチューイ ＊マウスピースの適合を良くするために噛み込む、弾性のある補助器具。

※非抜歯……親知らずの抜歯は除きます。

症例提示者：東野良治／神保町矯正歯科クリニック

デジタルシミュレーション

移動前

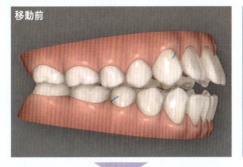 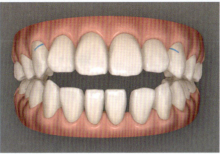 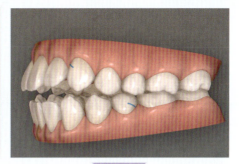

治療後

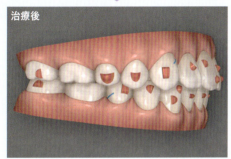 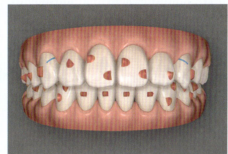 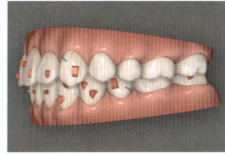

動画でCheck!
シミュレーション

for Dentist

治療計画
- 患者さんが審美性の高い装置を希望されたため、マウスピース型装置による矯正治療を選択。
- 8|8 は 7|7 圧下の妨げとなり、かつ開咬の一因となりうるため、抜歯を行う。
- 大臼歯部の圧下および前歯の挺出を行うことで、前歯部開咬を改善させる。
- 上下顎前歯の位置を後方移動させるスペース確保のため、IPRおよび上下顎歯列をアーチ型に拡大させる。

デジタルシミュレーションのポイント・留意点
- 開咬症例であるため、デジタルシミュレーションのオーバーバイトを2.0mmと通常よりも深く設定する。
- 初診時はアライナーの着脱を容易にする目的で、サイズの小さなアタッチメントを積極的に選択する。また、前歯には予測実現性が高いとされる挺出用アタッチメントを選択する。
- 挺出させる歯にはアタッチメントを設置、圧下させる歯にはアタッチメント不設置になるように配慮する。
- 前歯の挺出は、予測実現性の高い傾斜移動をともなう挺出を選択する。
- Ⅱ級顎間ゴムは、バイトが浅い症例であることからプレシジョンカット（顎間ゴムをかける切れ込み）を選択する。
- ステージング（個々の歯の移動様式）については、大臼歯の大きな前後的移動がないため、一度にすべての歯を移動させる様式にしている。
- もともと下顎は若干の空隙歯列であること、および、デジタルシミュレーションにIPRを設置することから、最後3枚にバーチャルCチェーン（隣接歯のコンタクトをきつくするアライナー）を組み込む。
- 初回デジタルシミュレーションの治療で前歯部開咬が改善されたため、2回目のデジタルシミュレーションでは前歯早期接触による臼歯離開予防としてバイトランプを設置する。
- 2回目のデジタルシミュレーションでは臼歯部にもアタッチメントを設置し、精密な歯の移動のコントロールを行う。

治療経過1　初診から1年後（25歳7ヵ月）

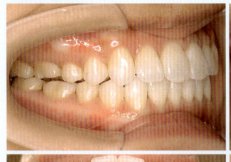
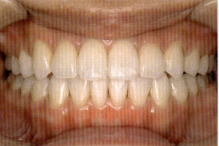
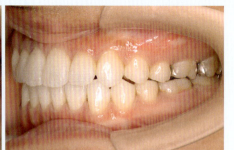
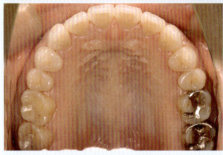
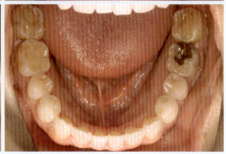

アライナー使用枚数：26枚目（30枚のうち）

治療経過2　初診から1年6ヵ月後（26歳1ヵ月）

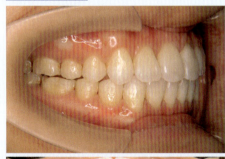
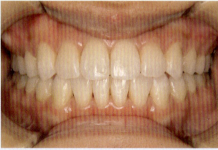
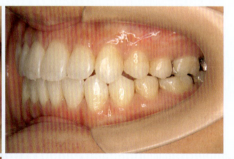
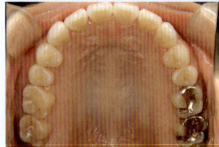
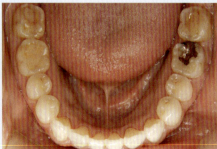

アライナー使用枚数：
16枚目（1回目追加19枚のうち）

治療内容および経過

　上の親知らずの抜歯を行うことにより、上の奥歯の圧下（歯の根っこへの移動）を効率的に行うことができました。また、上下の前歯の挺出（歯の先端方向への移動）も組み込むことにより、前歯の噛み合わせは治療の初期段階から目に見えてよくなりました。初回アライナーが終了した時点で、主訴である「前歯が噛み合わない」は完全に改善されました。しかし、噛み合わせの調整についてはまだ完全な改善には至らず、追加アライナーでは奥歯にアタッチメントを設置し、細かな歯列の位置調整と噛み合わせの改善を行いました。

　治療の成功には、歯だけでなく、舌や口周りの筋肉の調和が非常に重要です。とくに開咬症例では、この調和に問題が生じていることが多く、他の不正咬合（悪い噛み合わせ）と比較して、治療後の長期的な安定性を確保するのが難しいとされています。そのため本症例では、矯正治療とともにMFT（お口周りの筋肉の訓練）を行いました。

　その後、歯の位置の安定性を確保するためにリテーナー（後戻り防止装置）を1年間終日着用しました。このアプローチにより歯の位置が安定し、望ましい噛み合わせが保たれています。

| 治療終了時 | 初診から1年10ヵ月後（26歳5ヵ月）

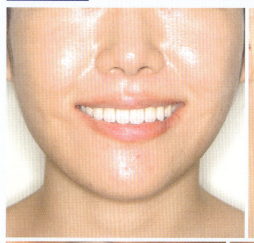
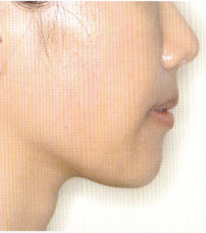
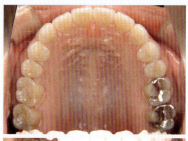
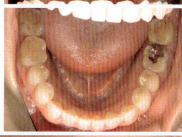
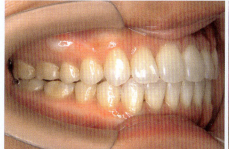
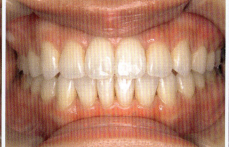
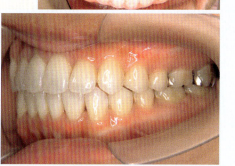
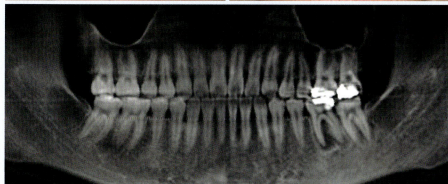

治療結果

　大きく開いていた上下前歯の間隔が狭まり、前歯で食べ物をしっかりと噛み切ることが可能になりました。このことは審美的な面だけでなく、噛むことという機能的な側面でも大きな改善をもたらしました。

　また今回、矯正治療とともにMFT（お口周りの筋肉の訓練）を行い、長期的な安定への配慮も行っています。

　通院の度に歯並びだけではなく、お口周りの筋肉の状態も継続的に確認し、現時点では非常に良好な経過を確認しています。

非抜歯　開咬　遠隔診療

症例 12　開咬❷（かいこう）

患者DATA	
性別・年齢（初診時）	男性・19歳9ヵ月
主訴	前歯が開いているのが気になる
症状	開咬、小臼歯と第一大臼歯の交叉咬合、下顎左方偏位による上下正中線の不一致
診断	Angle I 級 前歯部開咬

初診時（19歳9ヵ月）

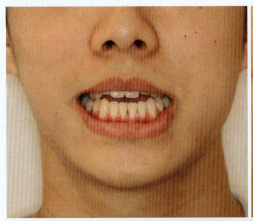
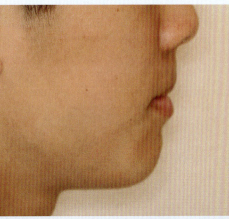
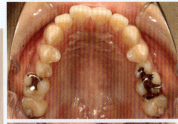
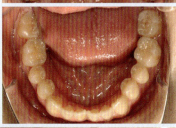
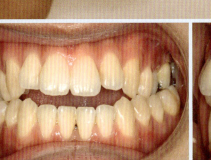
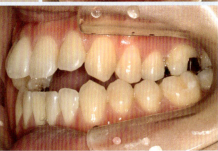
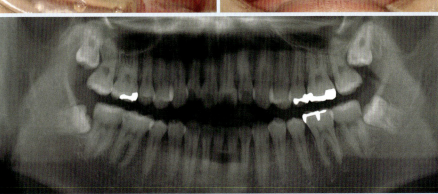

主な治療の経過（初診から）

2ヵ月後
- アライナーとアライナーチューイの使用を開始（1日20〜22時間使用）

3ヵ月後
- IPR（歯と歯の間の研磨）を行う
- アタッチメントを設置し、3枚目以降のアライナーの使用を開始（7日おきに交換、1日20〜22時間使用）
- アライナーの交換ごとに、モニタリングツールを使用してお口の写真撮影を行うことを確認し、経過に問題がなければ製作したアライナーの使用完了まで継続してもらう（次回来院はアライナー使用完了時を予定）
- 顎間ゴム（取り外しのできる矯正治療用の輪ゴム）の使用を開始（1日20〜22時間使用）

8ヵ月後
- 右側側切歯の挺出（歯の先端方向への移動）と噛み合わせの調整のため、追加アライナーを製作（7日おきに交換、1日20〜22時間使用）

1年3ヵ月後
- 歯並び、噛み合わせを確認し、治療を終了
- アタッチメントを撤去し、リテーナー（後戻り防止装置）を装着

【専門用語解説】
開咬（かいこう）＊上下の前歯が噛み合わず開いている状態。
交叉咬合（こうさこうごう）＊上の歯が下の歯の内側になって噛み合っている状態。
アライナーチューイ＊マウスピースの適合を良くするために噛み込む、弾性のある補助器具。
モニタリングツール＊スマートフォンでお口の状態を撮影し、専用のアプリをとおして、担当歯科医師がオンライン上で経過をみることができる遠隔診療ツール。

症例提示者：岡野修一郎／Aligner Studio

デジタルシミュレーション

移動前

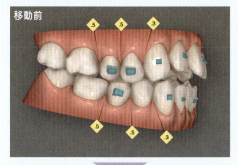 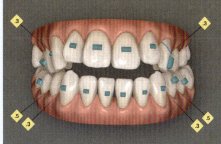 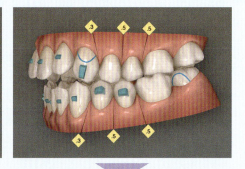

治療後

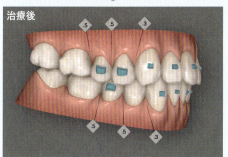 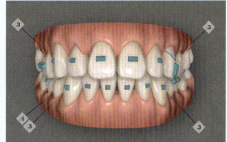 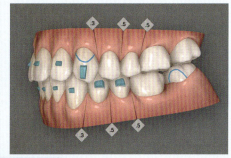

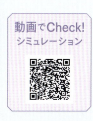
動画でCheck!
シミュレーション

for Dentist

治療計画

- 患者さんは、矯正治療中の審美的観点からマウスピース型装置による矯正治療を希望。
- 口腔内所見から前歯部開咬を認めた。側貌セファロ分析では、骨格および上下前歯の歯軸は正常範囲。
- 下顎は骨格および歯列が左方偏位しており、左右小臼歯部および第一大臼歯が交叉咬合を呈している。
- 非抜歯にて上下顎歯列を配列し、アーチコーディネーション（上下歯列弓の調和をとること）を行い早期接触を除去する。
- 開咬は、上下顎前歯の挺出を行い、反作用による臼歯部の圧下とともに改善させる。
- 第三大臼歯は、治療経過を確認し隣在歯等の移動を妨げるようであれば抜歯の検討を行う。

デジタルシミュレーションのポイント・留意点

- 基本的には幅径が小さい上顎歯列を拡げ、幅径が大きい下顎歯列を狭めアーチコーディネーションを行う。
- 早期接触が起きている右側大臼歯部は上顎大臼歯を舌側に傾斜移動させ、舌側咬頭の早期接触を除去する。左側大臼歯部は下顎第一大臼歯を舌側に傾斜移動させ、頬側咬頭および舌側咬頭の早期接触を除去する。
- 臼歯にIPRを入れることでスペースを確保し、上下前歯が頬側へフレアリングすることによる歯肉退縮のリスクを抑える。
- アタッチメントは挺出を狙う歯（圧下を狙う歯以外）に設置する。
- デジタルシミュレーション上では前歯および小臼歯を挺出する最終位置となっているが、反作用による大臼歯の圧下も見込んでいる。
- 上下正中線および左側犬歯関係の改善のため、上顎犬歯から下顎第二大臼歯へII級顎間ゴムを設置する。
- ステージング（個々の歯の移動様式）は、すべての歯へ同時かつ均等に挺出および圧下力をかけるため、段階的に歯を動かすのではなく、一度にすべての歯を同時に移動させる様式とする。

| 治療経過1 | 初診から8ヵ月後（20歳5ヵ月） |

治療内容および経過

　初回アライナーの治療計画では、アライナーを交換する度にスマートフォンにてお口の状態を撮影していただき、そちらの画像を確認しながら経過を追いました。

　最終アライナーまで進んだ時点で来院していただき治療状況を確認したところ、上下の歯並びおよび前歯の開咬はおおむね改善しましたが、噛み合わせは安定しない状態でした。よって、追加アライナー（18枚）を製作し、右上の側切歯にアタッチメントを再設置し、IPR（歯と歯の間の研磨）を追加して噛み合わせの調整を行いました。さらに追加アライナーでの治療後半では、アライナーの装着に顎間ゴム（取り外しのできる矯正治療用の輪ゴム）を併用し、噛み合わせの微調整を行って治療を完了しました。

　治療後は、再度開咬が起こらないように、取り外し式リテーナー（後戻り防止装置）を使用してもらいました。

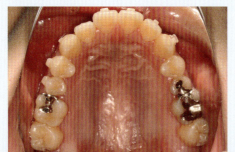
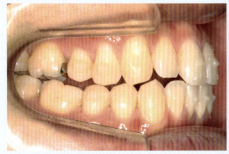
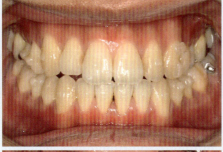
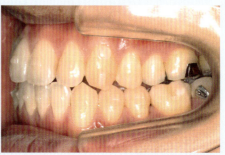
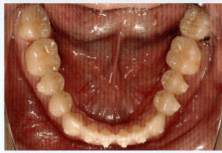

アライナー使用枚数：23枚目（23枚のうち）

| 治療終了時 | 初診から1年3ヵ月後（21歳0ヵ月）|

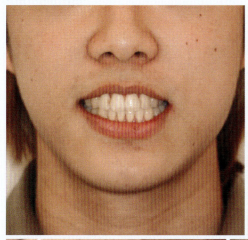
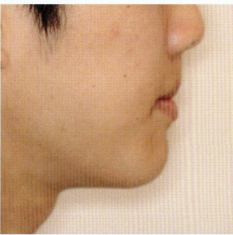
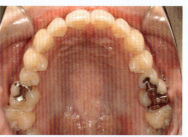
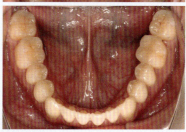
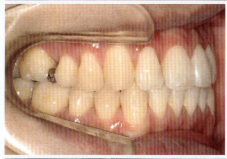
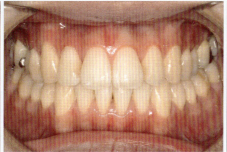
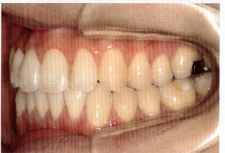
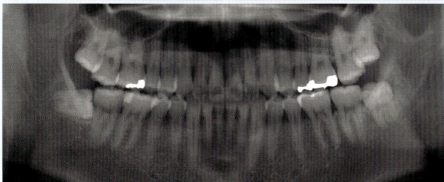

治療結果

　非抜歯による治療でしたが、IPR（歯と歯の間の研磨）を行うことで前歯が前方に出てしまうことなくふぞろいの改善を行うことができ、オーバーバイト（上下前歯の重なり）も正常になり、噛み合わせの機能も向上しました。また開咬を改善することによりスマイル時の上下歯列の見え方も大きく改善し、審美的に良好な歯並びとなりました。

　開咬の症例は、治療期間中、噛み合わせの変化が大きいため一時的に噛む位置がわからなくなり、噛み合わせが不安定になることも多く見受けられます。また大多数の開咬症例に、舌癖が見受けられます。治療途中、舌癖の影響により上下前歯のすき間をなかなか閉じることができない場合もあります。リテーナー（後戻り防止装置）の使用期間中も同様、上下前歯にすき間が表れやすく、後戻りが起こりやすい環境です。そのため舌癖が強い方では、動的治療期間（歯を動かす治療の期間）およびリテーナー使用期間に、MFT（お口周りの筋肉の訓練）が必要になる場合があります。

| 非抜歯 | 叢生 | 過蓋咬合 |

症例13 前歯のデコボコと深い噛み合わせ❶

患者DATA

性別・年齢(初診時)	男性・46歳6ヵ月
主訴	下の前歯がふぞろい、噛み合わせが深い
症状	叢生、過蓋咬合
診断	Angle I級 叢生、過蓋咬合

初診時(46歳6ヵ月)

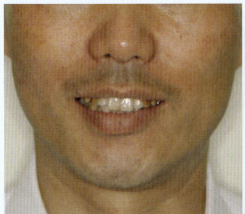
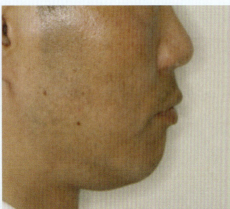
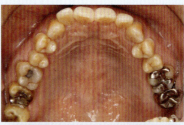
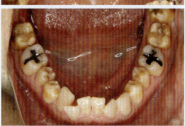
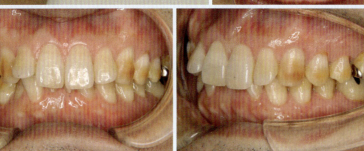
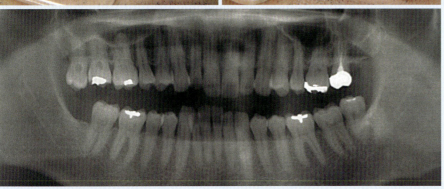

主な治療の経過(初診から)

1ヵ月後
- アライナーとアライナーチューイの使用を開始(10日おきに交換、1日20時間使用)

2ヵ月後
- アタッチメントを設置し、アライナーの交換を7日おきに変更(1日20時間使用)
- 顎間ゴム(がっかんゴム)(取り外しのできる矯正治療用の輪ゴム)の使用を開始(1日6時間使用)
- アライナーを毎日一定時間使用することを確認し、以降2ヵ月に一度の間隔で通院

10ヵ月後
- 噛み合わせの調整のため、追加アライナーを製作

1年2ヵ月後
- 歯並び、噛み合わせを確認し、治療を終了
- アタッチメントを撤去し、リテーナー(後戻り防止装置)を装着

【専門用語解説】
叢生(そうせい) *ふぞろいな歯並び。歯が重なりあったり乱れて並んだ状態。
過蓋咬合(かがいこうごう) *上下の前歯が深く噛み合っている状態。
アライナーチューイ *マウスピースの適合を良くするために噛み込む、弾性のある補助器具。

症例提示者：東野良治／神保町矯正歯科クリニック

デジタルシミュレーション

移動前

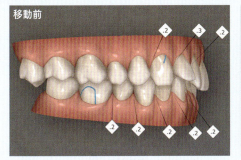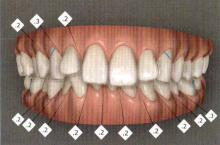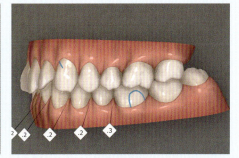

治療後

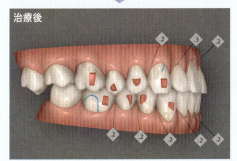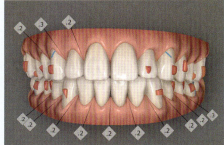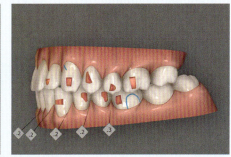

動画でCheck!
シミュレーション

for Dentist

治療計画
- 過度の過蓋咬合のため従来のワイヤー矯正装置では、下顎に装着した装置が上顎前歯舌側と早期接触することによる装置脱離が起きやすい。装置脱離による来院回数の増加と治療期間の長期化を避けるためにマウスピース型装置による矯正治療を選択。
- 叢生改善に必要なスペースは、前方拡大、側方拡大、IPRにより確保する。
- 過蓋咬合は上下顎前歯の圧下により改善させる。
- 第三大臼歯については、炎症が発生した場合に抜歯を検討する。

デジタルシミュレーションのポイント・留意点
- 過蓋咬合症例であるため、デジタルシミュレーション最終位置のオーバーバイトは0.5mmと通常よりも浅く設定している。
- 上下顎前歯の圧下は、予測実現性の高い傾斜移動をともなう圧下を選択し、バイトランプも設置する。
- ステージング（個々の歯の移動様式）については、321|123の圧下を同時に行うのではなく、まず21|12を圧下し、その後3|3の圧下を行う分割圧下とする。
- V字型の上下顎歯列は、側方および前方拡大を行いアーチ型に改善させる。
- 初回アライナーではアライナーの着脱を容易にする目的で、小さなサイズのアタッチメントを積極的に選択する。
- デジタルシミュレーションにIPRを設定することから、最後3枚にバーチャルCチューン（隣接歯のコンタクトをきつくするアライナー）を組み込む。
- 過蓋咬合が改善した後も、前歯早期接触による臼歯離開予防として追加アライナーにはバイトランプの設置を継続する。
- 追加アライナーでは第二大臼歯にもアタッチメントを設置し、精密な歯の移動のコントロールをする。
- 審美面を考慮し、追加アライナーでは|2の口蓋側にアタッチメントを設置する。

治療経過1　初診から5ヵ月後（46歳11ヵ月）

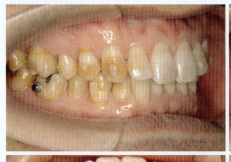
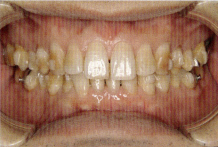
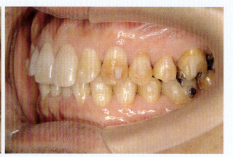
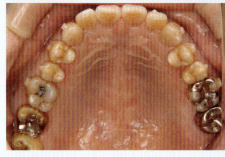
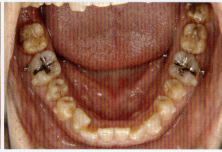

アライナー使用枚数：17枚目（40枚のうち）

治療経過2　初診から1年後（47歳6ヵ月）

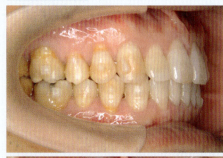
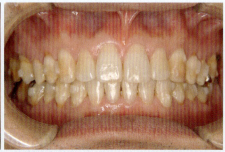
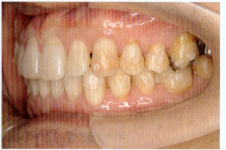
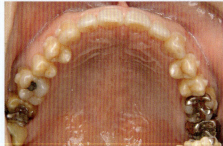
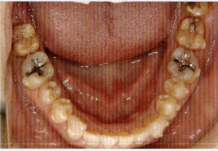

アライナー使用枚数：4枚目（追加16枚のうち）

治療内容および経過

　前歯のふぞろいが患者さんの主訴でしたが、深い噛み合わせの改善を同時に行う必要があるケースでした。最初のアライナーでは、できるだけ小さめのアタッチメントを多く選択することで、審美性を高めるとともにアライナーの着脱を容易にすることができました。

　アライナーは7日おきに交換し、上下の歯列をつなぐ顎間ゴム（がっかん）（取り外しのできる矯正治療用の輪ゴム）も夜間のみ使用してもらいました。通院は2ヵ月に一度のペースで、治療計画と現状を比較しながら経過の確認を行っていきました。

　歯列の拡大（歯並びを外側へ拡げること）とIPR（歯と歯の間の研磨）および上下の歯を効率的に圧下（あっか）（歯の根っこへの移動）させる治療計画により、初回のアライナー（40枚）がすべて終わるタイミングで深い噛み合わせが改善し、前歯の歯並びもほぼ改善しました。追加アライナー（16枚）では、若干残っていた前歯のふぞろいと奥歯の噛み合わせの細かな調整を行い、前歯の早期接触に気をつけながら治療を継続しました。

　その後は、取り外し式のリテーナー（後戻り防止装置）を使用してもらいました。

治療終了時 初診から1年2ヵ月後（47歳8ヵ月）

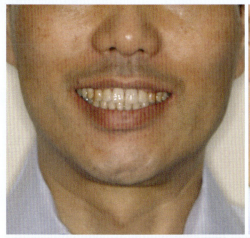
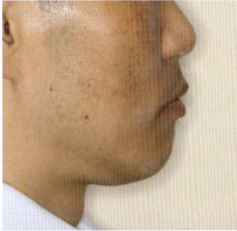
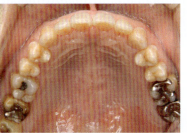
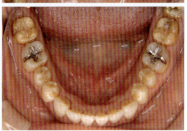
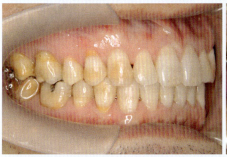
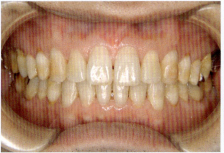
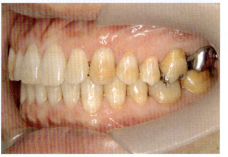
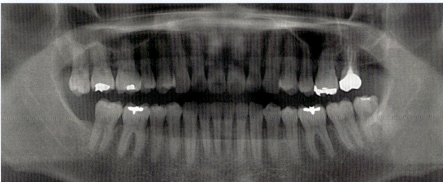

治療結果

　前歯のふぞろいと深い噛み合わせの歯並びは、上下歯列の正中線（せいちゅう）（前歯の中央のライン）の一致とともに審美的にも機能的にも良好な状態となりました。また、深い噛み合わせが改善することにより、バランスの取れた笑顔を獲得することができました。

　噛み合わせが深いケースをワイヤー矯正装置で治療する場合、下の歯の装置が上の歯に当たりやすいため装置が外れるトラブルが生じやすく、通院回数の増加や治療期間の長期化につながります。本症例では、患者さんの装置使用状況が良好であったことに加え、アライナー装置の特性を十分に活用したことによって、従来の装置より通院回数が少なく、また比較的短期間での治療を完了することができました。

| 非抜歯※ | 叢生 | 過蓋咬合 |

症例 14 前歯のデコボコと深い噛み合わせ❷

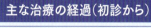

患者DATA	
性別・年齢（初診時）	女性・22歳2ヵ月
主訴	上下前歯がふぞろい、噛み合わせが悪い
症状	過蓋咬合、叢生、上下顎狭窄歯列
診断	叢生をともなう過蓋咬合

初診時（22歳2ヵ月）

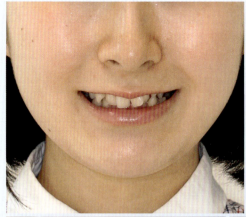
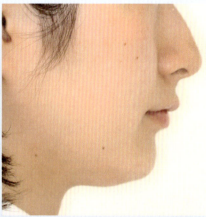
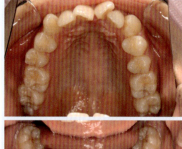
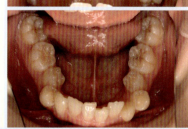
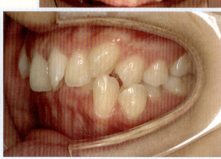
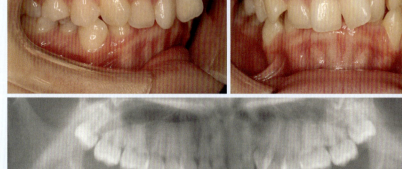

主な治療の経過（初診から）

1ヵ月後
- IPR（歯と歯の間の研磨）を行う
- アタッチメントを設置し、アライナーとアライナーチューイの使用を開始（7日おきに交換、1日20時間使用）
- 左右下の親知らずを抜歯
- アライナーを毎日一定時間使用することを確認し、以降3ヵ月に一度の間隔で通院

1年6ヵ月後
- 下あごの歯並びの高さの改善と上の奥歯の後方移動のため、追加アライナーを製作

1年11ヵ月後
- 顎間ゴム（取り外しのできる矯正治療用の輪ゴム）の使用を開始（1日20時間使用）

2年6ヵ月後
- 噛み合わせの調整のため、2回目の追加アライナーを製作

2年9ヵ月後
- アタッチメントを撤去

2年10ヵ月後
- 歯並び、噛み合わせを確認し、治療を終了
- リテーナー（後戻り防止装置）を装着

【専門用語解説】
過蓋咬合（かがいこうごう）＊上下の前歯が深く噛み合っている状態。
叢生（そうせい）＊ふぞろいな歯並び。歯が重なりあったり乱れて並んだ状態。
アライナーチューイ＊マウスピースの適合を良くするために噛み込む、弾性のある補助器具。

※非抜歯……親知らずの抜歯は除きます。

症例提示者：岩田直晃／アールエフ矯正歯科

デジタルシミュレーション

移動前

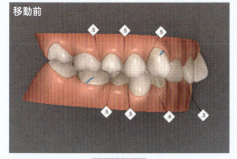
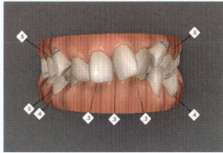
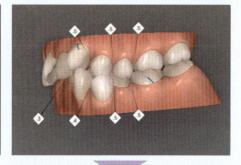

治療後

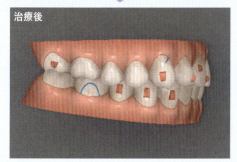
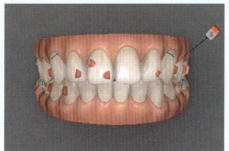
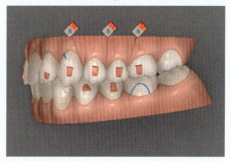

動画でCheck!
シミュレーション

for Dentist

治療計画

- 患者さんは矯正治療中の審美性と口腔内の清掃性の観点からマウスピース型装置による矯正治療を希望した。

- 口腔内所見から上下顎前歯部に重度の叢生と過蓋咬合が認められた。右側第二小臼歯部に鋏状咬合、左側犬歯および第一小臼歯部には交叉咬合が認められた。側貌セファロ分析では、骨格は軽度な上顎骨の前突があるものの標準範囲。上顎前歯は標準であるが下顎前歯の歯軸は舌側傾斜し、強いスピー弯曲を示していた。

- 大臼歯関係はほぼⅠ級であり、上下顎歯列弓も狭窄していることから非抜歯にて歯列の拡大とIPRを行い、上顎前歯の位置を維持しながら下顎前歯を唇側傾斜させることで、傾斜移動をともなう圧下をする計画とする。また、両側とも犬歯関係は強いⅡ級であることから、必要に応じてⅡ級顎間ゴムを併用する。

- 第三大臼歯については抜歯を推奨する。

デジタルシミュレーションのポイント・留意点

- 重度な叢生の改善には側方拡大だけではなく、前歯の唇側傾斜の反作用を考慮して上下顎とも遠心方向への移動を計画。

- この移動様式では前歯の唇側傾斜を予定している。前歯部・小臼歯部に叢生が認められる症例では、叢生のある前方部を移動させる前にスペースを確保できるため、アライナーの不適合を予防し、叢生部の移動の実現性を向上させられる。

- 過蓋咬合の改善は下顎前歯部の圧下にて行うが、その際前歯と犬歯を別々に移動させることでそれぞれを固定源として使用する。

- 上下顎とも叢生量が多いため、アライナーの着脱を考慮しアタッチメントの設置は必要最小限に留める。また、Ⅱ級顎間ゴムを必要に応じて使用できるよう、3|3と6|6にプレシジョンカット（顎間ゴムをかける切れ込み）を設計している。

- ステージング（個々の歯の移動様式）については、最初は大臼歯の移動を行い、その後すべての歯を移動させる様式とする。

治療経過1　初診から1年6ヵ月後（23歳8ヵ月）

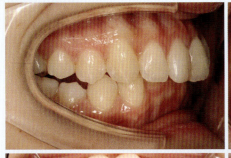
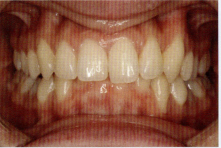
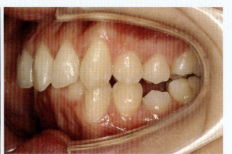
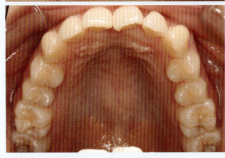
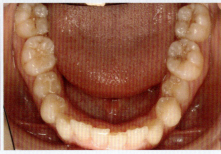

アライナー使用枚数：60枚目（64枚のうち）

治療経過2　初診から2年5ヵ月後（24歳7ヵ月）

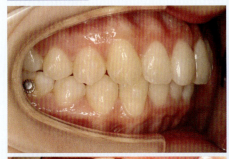
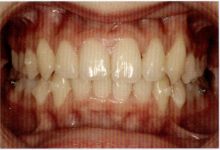
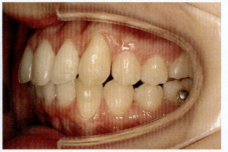
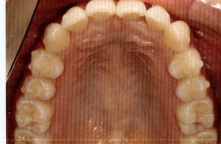
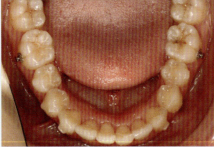

アライナー使用枚数：
38枚目（1回目追加45枚のうち）

治療内容および経過

　初回治療計画のアライナーは64枚（アクティブアライナー61枚、オーバーコレクションアライナー3枚）です。深い噛み合わせおよび重度の叢生（ふぞろい）を改善する目的で7日交換でスタートしました。途中、重度なアンフィット（不適合）が認められた左下第二小臼歯のアタッチメントを撤去し、60枚使用したところでデジタルシミュレーションと比較し、治療状況を確認しました。叢生は改善してきたものの、オーバーバイト（上下前歯の重なり）の改善が不十分であり、上顎前突の噛み合わせであったことから追加アライナーを45枚製作して改善を行っていきました。

　アライナー追加時は、上あごの後方への移動が必要であったため顎間ゴム（取り外しのできる矯正治療用の輪ゴム）を併用しました。その後、噛み合わせの調整を図るために2回目の追加アライナーを製作。顎間ゴムも継続してもらいながら14枚を使用しました。取り外し式リテーナー使用へ移行後は、1年目は1日12時間、2年目は1日8時間の使用としました。

【専門用語解説】
上顎前突（じょうがくぜんとつ）＊上の歯が下の歯よりも著しく前に出ている状態。

治療終了時 初診から2年10ヵ月後（25歳0ヵ月）

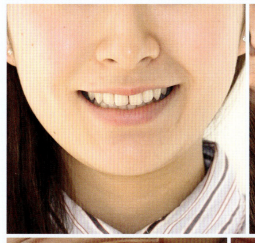
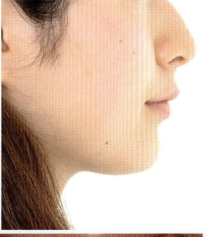
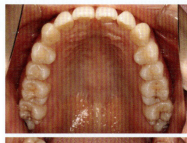
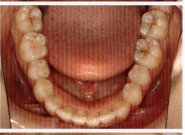
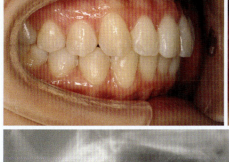
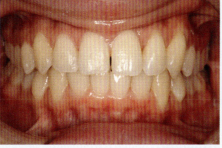
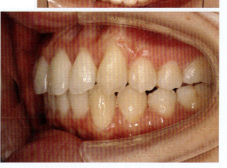
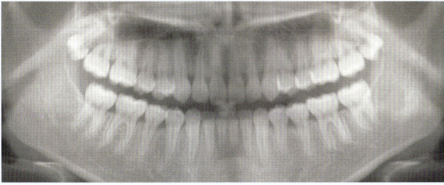

治療結果

患者さんの主訴であった上下前歯の重度の叢生（ふぞろい）を改善し、上下前歯の重なりも良好となりました。また、左右に認められていた鋏状咬合および交叉咬合も改善し、狭かった歯列弓は上下ともに拡大（歯並びを外側へ拡げること）されました。

深い噛み合わせに対するアライナー矯正治療は、前歯の傾斜移動をともなう圧下（歯の根っこへの移動）が第一選択となり、これが可能な症例では比較的良好な結果が得られることが多いです。そのため、治療計画立案時のセファロ分析により前歯の歯軸を確認し、垂直的被蓋（上下前歯の重なり）の改善方法を適切に判断することが重要です。また、それぞれの歯の移動方法を個別に計画できるのは、ワイヤー矯正装置にはないアライナー矯正治療の良さでもあります。すべての歯を同時に移動させるだけではなく、必要に応じて前歯部、犬歯、臼歯部を別々に移動させる設計も有効に活用できるとより効率的な治療が行えると考えます。

【専門用語解説】
鋏状咬合（はさみじょうこうごう） ＊上奥歯と下奥歯が大きくずれ、はさみのようにすれ違って噛み合っている状態。
交叉咬合（こうさこうごう） ＊上の歯が下の歯の内側になって噛み合っている状態。

| 非抜歯※ | 叢　生 | 鋏状咬合 |

症例 15　前歯のデコボコと奥歯のすれ違い

患者DATA		
性別・年齢（初診時）		女性・34歳1ヵ月
主訴		前歯の歯並びがふぞろい、噛み合わせが深い
症状		叢生、右側第二大臼歯の鋏状咬合、1⏋の若干の歯肉退縮と知覚過敏
診断		右側第二大臼歯の鋏状咬合をともなうAngle II級 叢生

初診時（34歳1ヵ月）

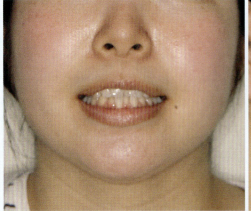
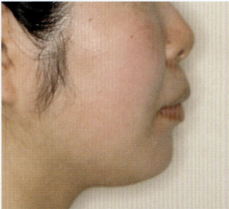
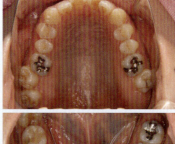
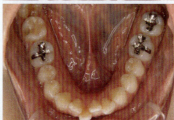
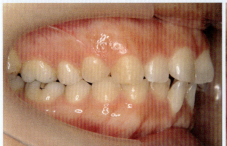
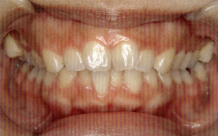
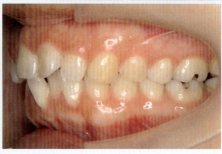
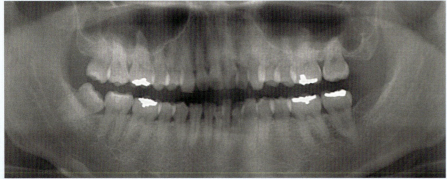

主な治療の経過（初診から）

1ヵ月後
- 右上の親知らずを抜歯

2ヵ月後
- アライナーとアライナーチューイの使用を開始（10日おきに交換、1日20時間使用）

3ヵ月後
- アタッチメントを設置し、アライナーの交換を7日おきに変更（1日20時間使用）
- 顎間ゴム（取り外しのできる矯正治療用の輪ゴム）の使用を開始（1日20時間使用）
- アライナーを毎日一定時間使用することを確認し、以降2ヵ月に一度の間隔で通院

10ヵ月後
- 予定していたアライナーの使用途中だが、アンフィット（不適合）が大きくなったため、追加アライナーを製作

1年7ヵ月後
- 噛み合わせの調整のため、2回目の追加アライナーを製作

2年2ヵ月後
- 歯並び、噛み合わせを確認し、治療を終了
- アタッチメントを撤去し、リテーナー（後戻り防止装置）を装着

【専門用語解説】
叢生（そうせい）＊ふぞろいな歯並び。歯が重なりあったり乱れて並んだ状態。
鋏状咬合（はさみじょうごうごう）＊上奥歯と下奥歯が大きくずれ、はさみのようにすれ違って噛み合っている状態。
アライナーチューイ＊マウスピースの適合を良くするために噛み込む、弾性のある補助器具。

※非抜歯……親知らずの抜歯は除きます。

症例提示者：東野良治／神保町矯正歯科クリニック

デジタルシミュレーション

移動前

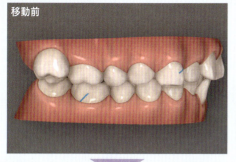 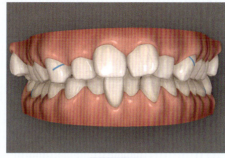 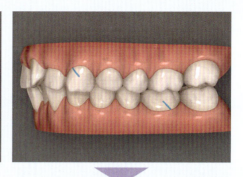

治療後

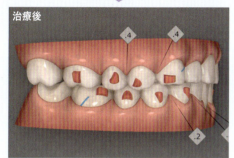 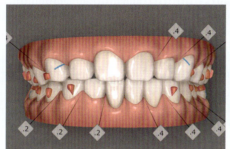 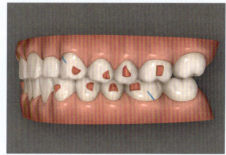

動画でCheck!
シミュレーション

for Dentist

治療計画
- 患者さんは審美性の高い装置を強く希望され、マウスピース型装置による矯正治療を選択。
- 小臼歯非抜歯治療を強く希望されているため、叢生と鋏状咬合改善に必要なスペースは、上顎大臼歯遠心移動と上下顎歯列側方拡大、IPRにより確保する。
- 右側第二大臼歯の鋏状咬合を改善するため、8|を抜歯し、7|を遠心移動させる。
- 大臼歯遠心移動を行うため、II級顎間ゴムをほぼ終日使用する。

デジタルシミュレーションのポイント・留意点
- 上顎大臼歯遠心移動にはII級顎間ゴムが必要となるため、3|3 6|6にプレシジョンカット（顎間ゴムをかける切れ込み）を設置する。鋏状咬合が予定通り改善するか否かをモニタリングすることとなるが、必要に応じて頬舌側にかける顎間ゴムを使用する（今回は不使用）。
- 1|に若干の歯肉退縮と知覚過敏の症状があるため、同歯が歯の移動中および治療終了時に前方に移動しないように設計している。この場合は処方書に、「ステージ途中で同歯を前方移動させない」と記載する必要がある。
- 上顎大臼歯遠心移動のステージング（個々の歯の移動様式）については、予測実現性の高い様式とされる順次的な遠心移動になるように設計する。また、大臼歯遠心移動量が大きいため（7|が3.3㎜、|7が2.5㎜）、II級顎間ゴム使用時間をほぼ終日とする。
- もともとバイトは浅いが、治療途中の前歯早期接触防止のためバイトランプを設置する。
- 初診時は叢生が大きかったため、アライナーの着脱を容易にする目的で、サイズの小さなアタッチメントを積極的に選択する。
- 遠方からの通院となるため、ボタン脱離による予定しない来院を避ける目的で、プレシジョンカットを選択する。

治療経過1　初診から10ヵ月後（34歳11ヵ月）

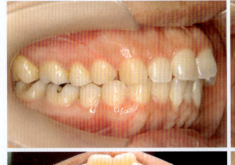
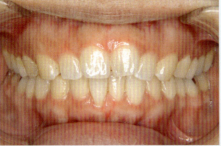
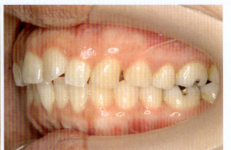
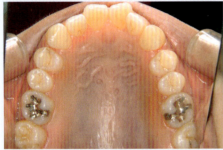
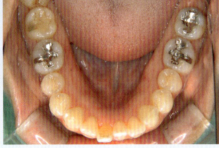

アライナー使用枚数：34枚目（57枚のうち）

治療経過2　初診から1年7ヵ月後（35歳8ヵ月）

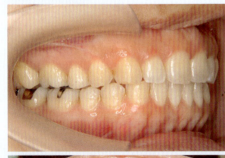
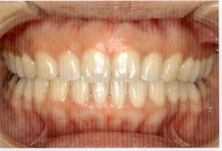
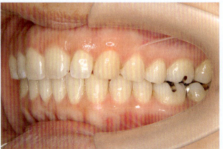
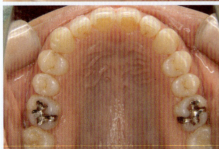
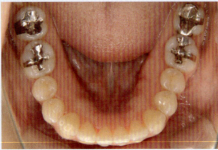

アライナー使用枚数：
35枚目（1回目追加38枚のうち）

治療内容および経過

　本症例の治療計画は、上の歯を後ろの歯（奥歯）から順番に後ろへずらしていき、「右側の第二大臼歯の鋏状咬合改善」→「前歯のふぞろいの改善」→「噛み合わせの完成」の順番で行うことです。そのため治療の序盤は、目に見える上の前歯の変化はまったくありません。初診から10ヵ月の時点で歯とアライナーのフィットが悪くなったため、途中で追加アライナー製作を行いました。この段階で右側第二大臼歯の鋏状咬合は改善しましたが、前歯のふぞろいは未改善です。

　この治療ステップにおいて、顎間ゴム（取り外しのできる矯正治療用の輪ゴム）の使用時間はアライナー同様ほぼ終日となります。顎間ゴムの使用時間が十分でないと上の奥歯が順番に後ろへずれるどころか、前歯が前に出てきてしまうため注意が必要です。

　一度目の追加アライナーによりやり残した前歯のふぞろいを改善し、二度目の追加アライナーで噛み合わせを調整しました。その後、リテーナー（後戻り防止装置）を2年間は終日使用していただくことで、歯の安定化を図っています。もともと、大きく外側に位置していた上の第二大臼歯は後戻りしやすいため、通常よりも長い期間リテーナーを使用していただいています。

| 治療終了時 | **初診から2年2ヵ月後（36歳3ヵ月）**

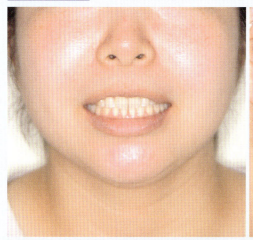
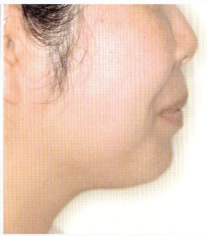
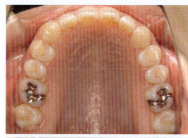
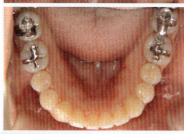
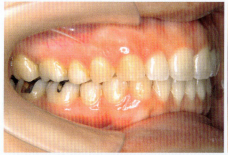
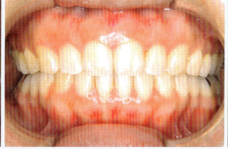
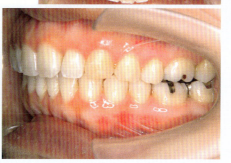
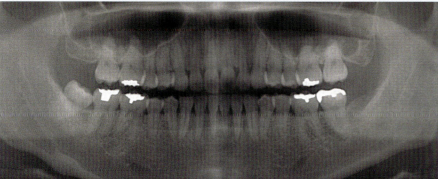

治療結果

　ふぞろいだった歯並びの整列と正中線（前歯の中央のライン）の一致により、審美的に良好な歯並びになりました。また、右の第二大臼歯の鋏状咬合が改善したことにより、噛み合わせの機能も向上しました。

　矯正治療上の懸念事項だった右下の中切歯の歯肉退縮（歯ぐきが下がること）と知覚過敏も問題がない状態で治療を終えることができました。

　治療序盤、目に見えてわかる前歯の変化がないため、患者さんの治療へのモチベーションが保ちにくいタイプの症例ですが、終始患者さんの装置使用状況が良好だったため、予定通り治療を完了することできました。

| 非抜歯 | 捻 転 | ワイヤー矯正 |

症例 16 前歯の歯肉退縮(しにくたいしゅく)と奥歯のねじれ
（補助装置併用）

患者DATA		
性別・年齢（初診時）	女性・31歳11ヵ月	
主訴	前歯が出ている、前歯の歯ぐきが下がっている、前歯がふぞろい、口元がやや出ている	
症状	叢生、5|が90°近心捻転、狭窄歯列	
診断	捻転歯と叢生をともなうAngle II級1類	

初診時（31歳11ヵ月）

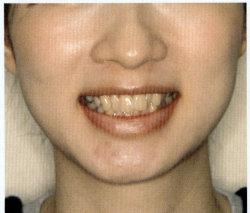
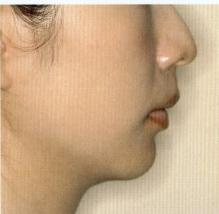
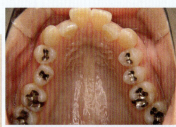
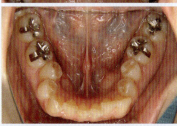
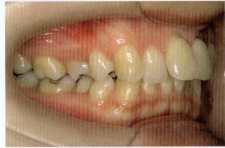
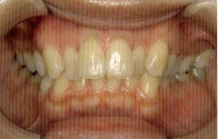
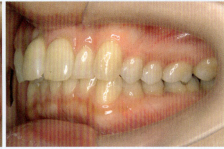
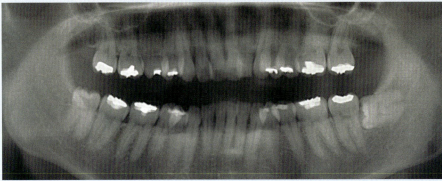

主な治療の経過（初診から）

4ヵ月後
- アライナーとアライナーチューイの使用を開始（10日おきに交換、1日20時間使用）

5ヵ月後
- アタッチメントを設置し、アライナーの交換を7日おきに変更（1日20時間使用）
- 顎間(がっかん)ゴム（取り外しのできる矯正治療用の輪ゴム）の使用を開始（1日20時間使用）
- アライナーを毎日一定時間使用することを確認し、以降2ヵ月に一度の間隔で通院

7ヵ月後
- 海外赴任決定。一時帰国に合わせてアライナー交換ペースを調整（7～14日おきに交換）
- 顎間(がっかん)ゴムの使用を継続（1日20時間使用）

1年10ヵ月後
- 一時帰国。予定していたアライナーの使用途中だが、アンフィット（不適合）が大きくなったため、追加アライナーを製作

2年6ヵ月後
- 一時帰国。予定していたアライナーの使用途中だが、アライナーのアンフィットが大きくなったため、2回目の追加アライナーを製作

3年後
- 完全帰国。効率的な治療と審美性を考慮し、右上奥歯にワイヤー矯正装置（舌側）を装着

3年4ヵ月後
- 右上の小臼歯のワイヤー矯正装置の再設置と噛み合わせの調整のため、3回目の追加アライナーを製作

4年1ヵ月後
- 歯並び、噛み合わせを確認し、治療を終了
- アタッチメントとワイヤー矯正装置を撤去し、リテーナー（後戻り防止装置）を装着

【専門用語解説】
叢生（そうせい） ＊ふぞろいな歯並び。歯が重なりあったり乱れて並んだ状態。
アライナーチューイ ＊マウスピースの適合を良くするために噛み込む、弾性のある補助器具。

症例提示者：東野良治／神保町矯正歯科クリニック

デジタルシミュレーション

移動前

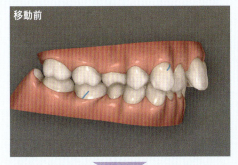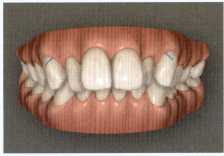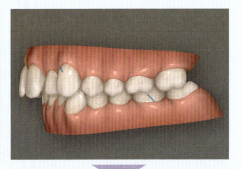

治療後

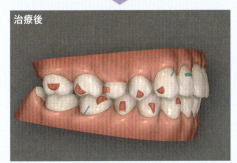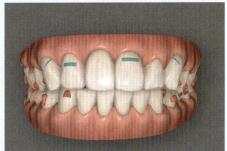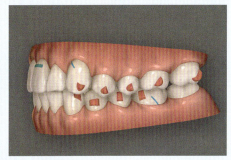

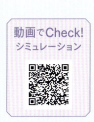
動画でCheck!
シミュレーション

for Dentist

治療計画
- 患者さんが審美性の高い装置を希望されたため、マウスピース型装置と部分的に舌側矯正装置を選択。
- 叢生および過大なオーバージェット改善に必要なスペースを、上顎は歯列側方拡大、大臼歯遠心移動、IPRにより、下顎は歯列側方拡大、前方拡大、IPRにより確保する。
- 1|1 の唇側歯根露出が顕著なため、上顎前歯は可及的に後方移動させる。
- 5| の90°を超える近心捻転を、アライナー装置単独で改善することは非効率であると判断し、舌側矯正装置を一時的に利用する。
- 第三大臼歯については、炎症が発生した場合に抜歯を検討する。

デジタルシミュレーションのポイント・留意点
- 初回のデジタルシミュレーションでは、アライナー着脱を容易にする目的で、小さなサイズのアタッチメントを積極的に選択する。
- 上顎大臼歯遠心移動のステージング（個々の歯の移動様式）は予測実現性の高い順次的な遠心移動を選択する。この際、上顎大臼歯遠心移動による上顎前歯への反発力を相殺する目的で、II級顎間ゴムを設置。また、遠方からの来院のため、脱離の心配のないプレシジョンカット（顎間ゴムをかける切れ込み）を選択する。
- 矯正治療途中、海外赴任で日本を離れる期間があり、アタッチメントを新しく設置できる確約がなかったため、3回目のデジタルシミュレーションでは前回のアタッチメントをほとんど除去せず再利用する。
- 4回目のデジタルシミュレーションでは 654|舌側に舌側矯正装置が設置されていることを考慮し、あらかじめプレシジョンカットを設置。
- 前歯早期接触による臼歯離開予防として、すべてのデジタルシミュレーションにバイトランプを設置する。
- デジタルシミュレーションにIPRを設置することから、最後3枚にバーチャルCチェーン（隣接歯のコンタクトをきつくするアライナー）を組み込む。

91

治療経過1　初診から3年後（34歳11ヵ月）

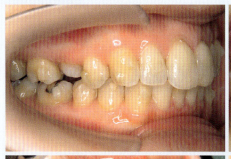
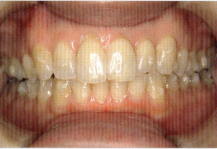
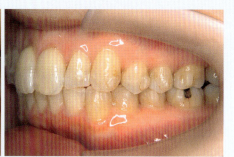
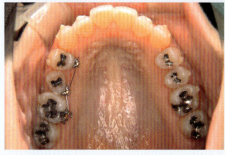
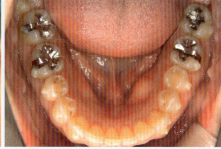

アライナー使用枚数：
17枚目（2回目追加35枚のうち）

治療経過2　初診から3年6ヵ月後（35歳6ヵ月）

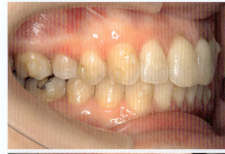
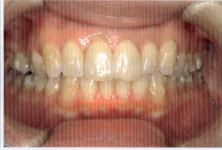
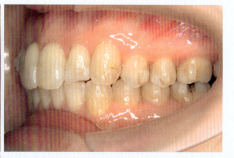
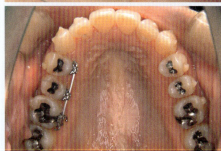
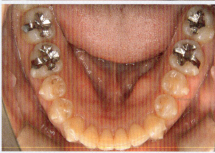

アライナー使用枚数：
4枚目（3回目追加20枚のうち）

治療内容および経過

　奥歯に強い捻転（ねじれ）があるため、アライナーとワイヤー矯正装置を併用したケースです。

　治療開始直後から海外赴任となりましたが、一時帰国の度に通院するという方針で治療を継続することとなりました。毎回の帰国予定日に合わせて追加アライナーを製作し、さらにアライナー総数とアライナー交換日数を調整し、治療精度を落とさない工夫をしました。

　アライナー単独で、前歯の後方移動とふぞろいな歯並びをある程度改善したのち、治療効率を優先して右上の奥歯にワイヤー矯正装置を装着しました。ただし、装置は審美性も考慮し、舌側への設置となっています。90°を超える捻転の解消にはアライナーでは時間がかかります。ワイヤー矯正装置を併用することで治療効率を上げることができました。

　多くの制限がある中、治療計画と現状の比較をしながら経過の確認を行い、追加アライナー（28枚、35枚、20枚、16枚）を使用しながら治療を進めました。

　噛み合わせが完成した後は、取り外し式リテーナー（後戻り防止装置）を使用しています。

治療終了時 初診から4年1ヵ月後（36歳1ヵ月）

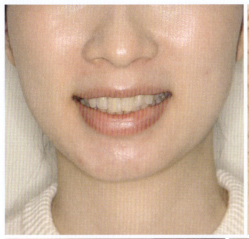
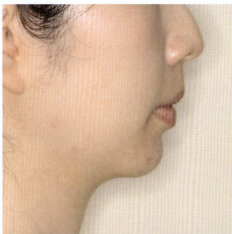
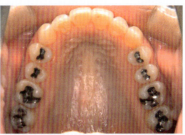
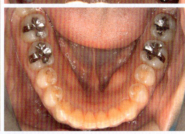
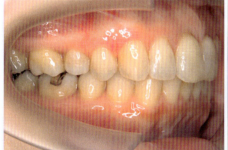
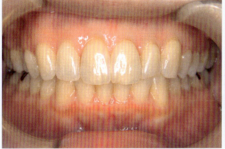
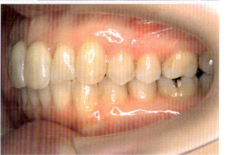
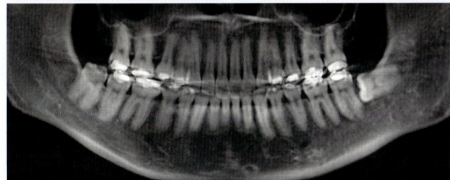

治療結果

　突出したふぞろいな前歯と大きく回転した奥歯は、審美的にも機能的にも良好な歯並びとなりました。また、上前歯の歯肉退縮（歯ぐきが下がること）も併せて改善し、非常に満足のいく結果となりました。

　海外赴任による限られた来院回数の中、治療効率と審美性を兼ねた装置を選択し、治療を完了させる非常に難しい状況でした。イレギュラーな治療ほど担当医と患者さんとの良好なコミュニケーションが必須といえます。お互いの信頼と患者さんの装置使用状況を良好に保つことができ、治療を完了することができました。

[抜歯] [叢生] [交叉咬合]

症例17 重度の前歯のデコボコ❶

患者DATA
- 性別・年齢（初診時）：女性・31歳4ヵ月
- 主訴：前歯の歯並びがふぞろい、噛み合わせが悪い
- 症状：叢生、側切歯と第二小臼歯の交叉咬合、上下正中線の不一致、下唇の突出
- 診断：Angle I級 叢生

初診時（31歳4ヵ月）

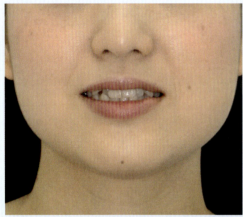
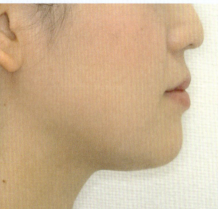
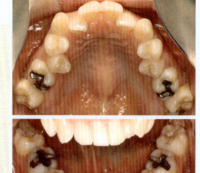
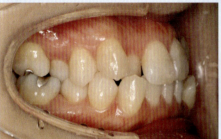
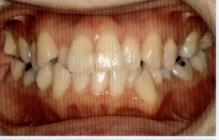
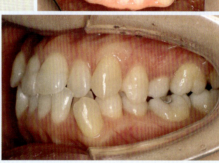
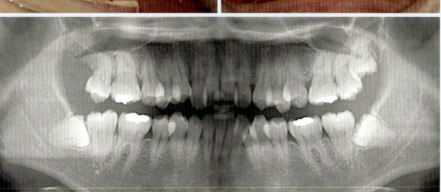

主な治療の経過（初診から）

1ヵ月後
- アタッチメントを設置し、アライナーとアライナーチューイの使用を開始（10日おきに交換、1日20時間使用）
- 上下左右の第一小臼歯を2回に分けて抜歯

2ヵ月後
- 顎間（がっかん）ゴム（取り外しのできる矯正治療用の輪ゴム）の使用を開始（1日12時間使用）
- アライナーを毎日一定時間使用することを確認し、以降2ヵ月に一度の間隔で通院

8ヵ月後
- 抜歯空隙（ばっしくうげき）（抜歯した後のすき間）の閉鎖と臼歯離開（きゅうしりかい）（上下の奥歯が離れている）の改善のため、追加アライナーを製作

1年4ヵ月後
- 噛み合わせの調整のため、2回目の追加アライナーを製作

2年2ヵ月後
- 歯並び、噛み合わせを確認し、治療を終了
- アタッチメントを撤去し、リテーナー（後戻り防止装置）を装着

【専門用語解説】
叢生（そうせい） ＊ふぞろいな歯並び。歯が重なりあったり乱れて並んだ状態。
交叉咬合（こうさこうごう） ＊上の歯が下の歯の内側になって噛み合っている状態。
アライナーチューイ ＊マウスピースの適合を良くするために噛み込む、弾性のある補助器具。

症例提示者：牧野正志／まきの歯列矯正クリニック

デジタルシミュレーション

移動前

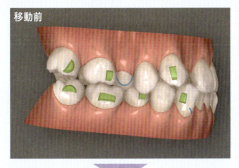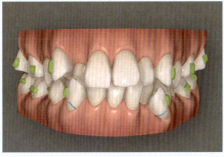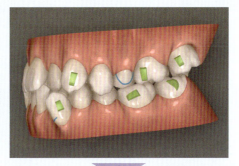

治療後

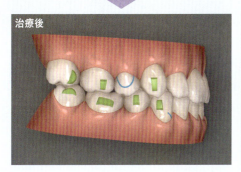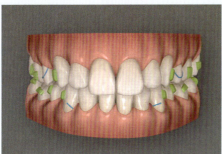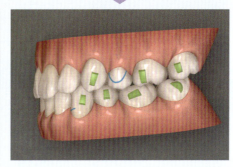

動画でCheck!
シミュレーション

for Dentist

治療計画
- 患者さんは医院から遠方に住んでいたため、通院間隔をあけることができるマウスピース型装置による矯正治療を希望。
- 叢生の改善と前方傾斜している前歯の後方移動のために、4|4 4|4 を抜歯。
- 上下顎前歯の位置を変化させることで、Eラインに対する上下顎の口唇位置のバランスを整える。
- 上下正中線の不一致は、左右の抜歯空隙の閉鎖で調整・改善させる。
- 側切歯や第二小臼歯の交叉咬合は、上顎歯列をアーチ型に拡大することで改善させる。
- 第三大臼歯については、炎症が発生した場合に抜歯を検討する。

デジタルシミュレーションのポイント・留意点
- 八重歯である上下顎犬歯は、後方の抜歯空隙へ少し傾斜させながら移動させる。その際に発生する前歯を前方に押し出す反作用の力で、交叉咬合の上顎側切歯の位置も改善する。
- V字型になっている上顎歯列形態は、幅径の拡大を行いアーチ型に改善させる。
- 前歯を後方移動させる際、抜歯空隙への臼歯部の前方傾斜を防ぐため、しっかりアライナーで歯を把持しておく必要がある。よって、臼歯部にやや大きめのアタッチメントを多く設置している。
- 交叉咬合の 5|5 を下方移動することと下顎前歯の後方牽引力を増加させる目的で、Ⅲ級顎間ゴムを使用できるよう設計している。
- ステージング（個々の歯の移動様式）については、小臼歯抜歯症例ではあるが前歯の後方移動量が多くないため、犬歯と前歯を分け段階的に歯を動かすのではなく、一度にすべての歯を移動させる様式にしている。

治療経過1　初診から5ヵ月後（31歳10ヵ月）

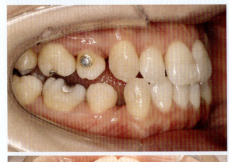
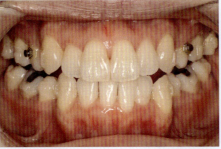
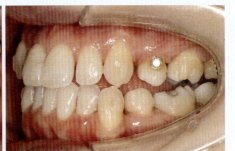
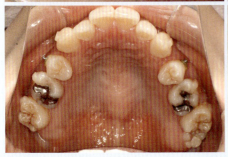
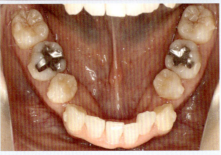

アライナー使用枚数：16枚目（31枚のうち）

治療経過2　初診から1年2ヵ月後（32歳5ヵ月）

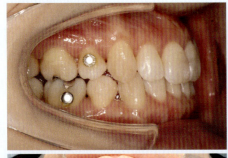
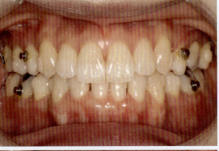
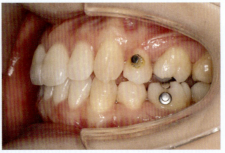
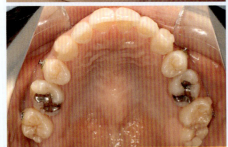
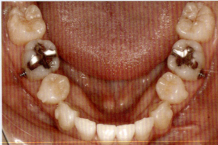

アライナー使用枚数：
23枚目（1回目追加23枚のうち）

治療内容および経過

　歯の根を確実に動かすことを目的に、当初の治療計画にもとづいて10日おきにアライナーを交換・使用してもらいました。最終アライナー使用前には、デジタルシミュレーションと比較して治療状況を確認しました。

　前歯の整列と抜歯後のすき間の閉鎖はおおよそ完了しましたが、前歯を後方に移動させた際の反作用で奥歯に噛み合わせの離開（りかい）（上下の奥歯が離れている）がみられました。よって、追加アライナーを2回製作し（23枚と15枚）、奥歯に設置したボタンに垂直方向に力の強い顎間ゴム（がっかん）（取り外しのできる矯正治療用の輪ゴム）を複数かけながら、細かな歯列の位置調整と噛み合わせの改善を行いました。

　その後はアライナー使用時間（12時間使用）と交換日数の調整（5〜14日交換）をし、歯並びと噛み合わせを整えていきました。

　治療後はふぞろいが強かった前歯に接着式リテーナー（後戻り防止装置）を設置し、さらに取り外し式リテーナーを使用してもらいました。

治療終了時 初診から2年2ヵ月後（33歳6ヵ月）

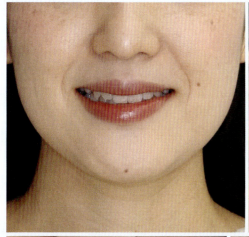
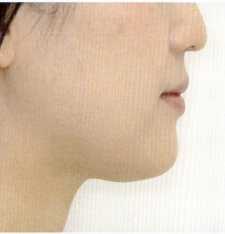
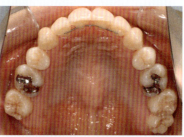
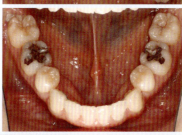
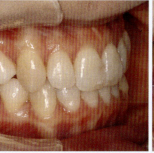
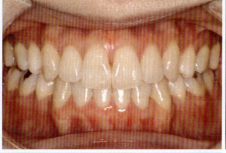
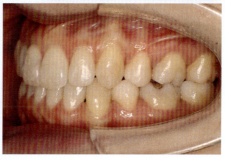
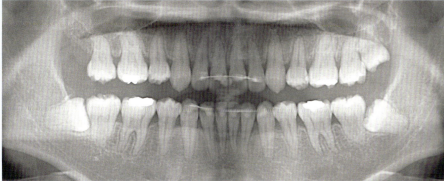

治療結果

ふぞろいだった歯並びの整列と正中線（前歯の中央のライン）の一致により審美的に良好な歯並びとなりました。また、側切歯と第二小臼歯の交叉咬合が改善したことにより、噛み合わせの機能も向上しました。上下前歯を後方へ移動させて抜歯のすき間を閉鎖しましたが、それにともなって下唇も後方に引っ込んだため、Eラインを基準とした横顔も理想的なバランスへと改善しました。

小臼歯の抜歯をともなうアライナー矯正治療は、歯の根の移動量が多いため難易度が高いとされています。今回は、患者さんの装置使用状況が良好だったうえに、歯科医師の診断による現実的な歯の動きに調整したデジタルシミュレーションや、アライナーの交換日数および使用時間の調整によって、予定通り治療を完了することができました。

【専門用語解説】
Eライン＊鼻先とあごの先端を結んだ線。横から口元を見たときの審美的な基準線。

| 抜歯 | 叢生 | 遠隔診療 |

症例18 重度の前歯のデコボコ❷

患者DATA	
性別・年齢（初診時）	女性・23歳11ヵ月
主訴	ふぞろい、八重歯が気になる
症状	叢生、八重歯、側切歯の反対咬合、第一小臼歯の鋏状咬合
診断	Angle I級 叢生

初診時（23歳11ヵ月）

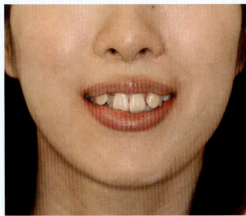
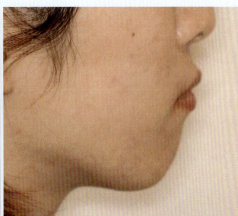
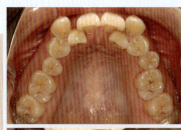
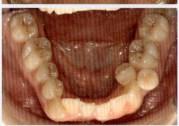
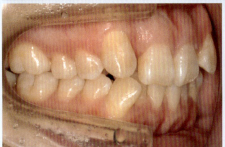
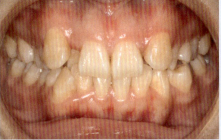
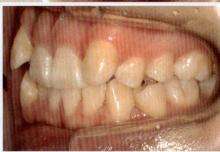
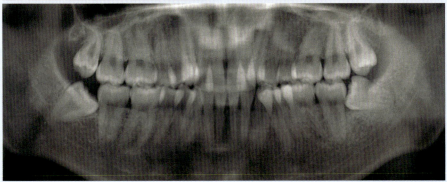

主な治療の経過（初診から）

2ヵ月後
- アライナーとアライナーチューイの使用を開始（1日20〜22時間使用）
- 上下左右の第一小臼歯、左右上の親知らずを抜歯

3ヵ月後
- IPR（歯と歯の間の研磨）を行う
- アタッチメントを設置し、3枚目以降のアライナーの使用を開始（7日おきに交換、1日20〜22時間使用）
- アライナーの交換ごとに、モニタリングツールを使用してお口の写真撮影を行うことを確認し、経過に問題がなければ製作したアライナーの使用完了まで継続してもらう（次回来院はアライナー使用完了時を予定）
- 顎間ゴム（取り外しのできる矯正治療用の輪ゴム）の使用を開始（1日20〜22時間使用）

1年後
- 噛み合わせの調整のため、追加アライナーを製作
- 左右下の親知らずを抜歯

1年5.5ヵ月後
- 歯並び、噛み合わせを確認し、治療を終了
- アタッチメントを撤去し、リテーナー（後戻り防止装置）を装着

【専門用語解説】
叢生（そうせい） ＊ふぞろいな歯並び。歯が重なりあったり乱れて並んだ状態。
反対咬合（はんたいこうごう） ＊下の歯が上の歯よりも著しく前に出て噛み合っている状態。
鋏状咬合（はさみじょうこうごう） ＊上奥歯と下奥歯が大きくずれ、はさみのようにすれ違って噛み合っている状態。
アライナーチューイ ＊マウスピースの適合を良くするために噛み込む、弾性のある補助器具。
モニタリングツール ＊スマートフォンでお口の状態を撮影し、専用のアプリをとおして、担当歯科医師がオンライン上で経過をみることができる遠隔診療ツール。

デジタルシミュレーション

症例提示者：岡野修一郎／Aligner Studio

移動前

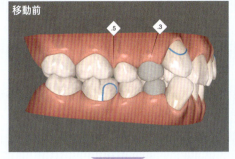
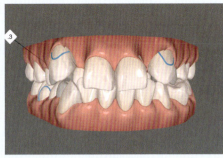
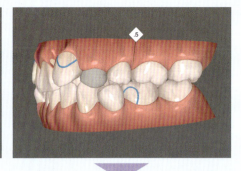

治療後

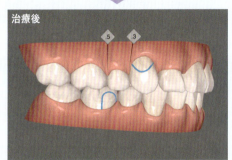
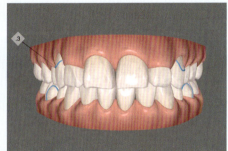
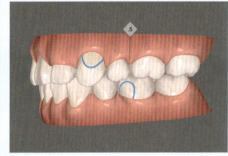

動画でCheck!
シミュレーション

for Dentist

治療計画

- 患者さんは、矯正治療中の清掃性の観点からマウスピース型装置による矯正治療を希望。
- 口腔内所見および側貌セファロ分析から上顎前歯歯軸の舌側傾斜を認めた。骨格については上顎前突傾向が認められた。
- 4|4 4|4 抜歯による空隙を利用して、八重歯と前歯および臼歯を配列する。
- 叢生が大きい症例であるため、小臼歯4本抜歯症例の中では比較的難易度が低い治療計画にはなるが、途中でワイヤー矯正装置を使用する可能性があることを患者さんから同意を得る。

デジタルシミュレーションのポイント・留意点

- 過大な歯根の移動量が必要となる3|3はボタンを設置し、II級顎間ゴムを併用することで、歯根をより遠心方向へ移動する矯正力をかける。

- 3|3はボタンからII級顎間ゴムをかけ続けることで遠心への捻転が起こりやすくなるが、本症例は初診時の位置が近心へ捻転しており、II級顎間ゴムにより過度に遠心へ捻転することが考えにくいため、アタッチメントは必要ないと判断。
- 下顎第一大臼歯は最近心にフックを設置し、II級顎間ゴムによりつねに挺出力をかけることで近心への傾斜を防ぐ。
- 臼歯部の適合をつねに良い状態で維持するため、臼歯部は可能な限り移動を行わない最終位置に設定する。
- 前歯の後方移動量が少ない小臼歯抜歯症例であり、ボーイングエフェクト（抜歯窩への歯列の倒れこみ）の発生リスクが低いため、ステージング（個々の歯の移動様式）は、犬歯と前歯を分け段階的に歯を動かすのではなく、一度にすべての歯を同時に移動させる様式とする。
- アタッチメントはステージングと同様の理由でつけずに進める。

| 治療経過1 | 初診から1年後（24歳11ヵ月） |

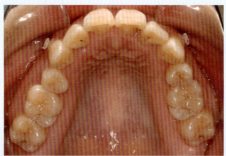

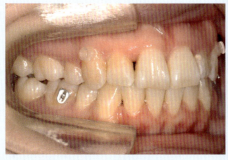 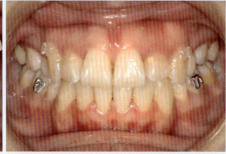 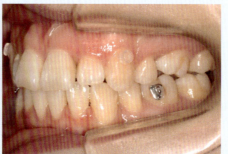

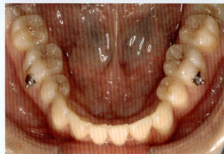

アライナー使用枚数：43枚目（43枚のうち）

治療内容および経過

　初回アライナーの治療計画では、アライナーを交換する度にスマートフォンにてお口の状態を撮影していただき、そちらの画像を確認しながら経過を追いました。

　上の左側は、既定のIPR（歯と歯の間の研磨）量より行った量が少なかった影響で、左上の第一大臼歯に少し圧下力（歯を根っこへ移動させる力）がかかり押し込まれてしまいました。しかし予定通りアライナーを7日ごとの交換で進めていただき、追加アライナーで修正することとしました。最終アライナーまで進んだところで来院していただき、追加アライナー（14枚）を製作しました。アタッチメントの再設置と修正が必要となった左上の第一大臼歯には、顎間ゴム（取り外しのできる矯正治療用の輪ゴム）を設置し噛み合わせの調整を行いました。また上の前歯のブラックトライアングル（歯と歯茎との間にできる隙間）が気になるとのことで、IPRで可能な限り調整を行い、治療を完了しました。

　治療後は、抜歯したすき間が開いてこないように、取り外し式リテーナー（後戻り防止装置）を使用してもらいました。

| 治療終了時 | 初診から1年5.5ヵ月後（25歳4.5ヵ月）

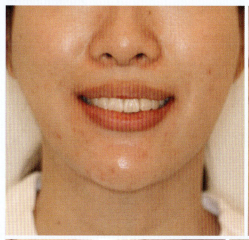
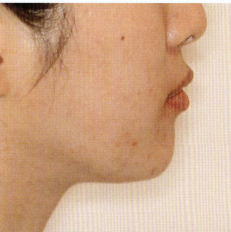
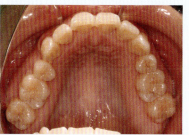
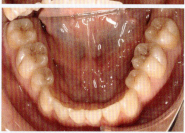
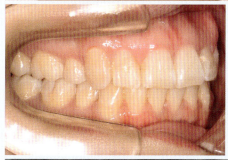
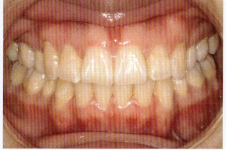
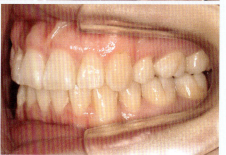
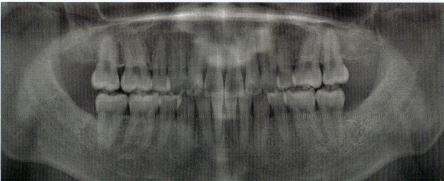

治療結果

　上下左右の小臼歯の抜歯を行ってスペースを確保し、そのスペースを利用して反対咬合になっていた側切歯を前方に持ってくることで前歯のふぞろいの改善とともに審美的に良好な歯並びとなりました。また、側切歯の反対咬合を改善したことにより、噛み合わせの機能も向上しました。

　治療経過では左上の第一大臼歯にやや予期せぬ動きが発生しましたが、追加アライナー時に顎間ゴムをうまく利用することで効率よく修正、改善を行うことができました。ブラックトライアングルの改善については、IPR（歯と歯の間の研磨）を行うことで良好な状態になりましたが、歯を削ることができる量には限界があります。そのため、すべての方で改善が期待できるわけではありません。

| 抜歯 | 叢生 | ワイヤー矯正 |

症例 19　重度の前歯のデコボコ（補助装置併用）

患者DATA

性別・年齢（初診時）	女性・29歳3ヵ月
主訴	八重歯、前歯の噛み合わせが悪い
症状	叢生、開咬、下顎左方偏位による上下正中線の不一致
診断	下顎左方偏位をともなう叢生

初診時（29歳3ヵ月）

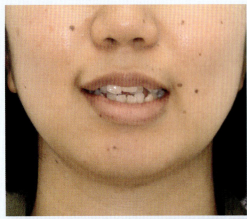
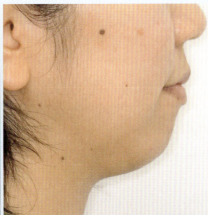
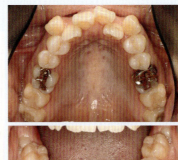
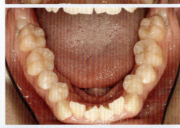
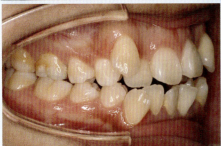
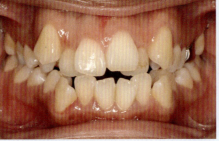
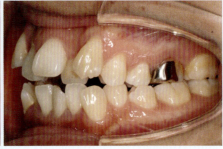
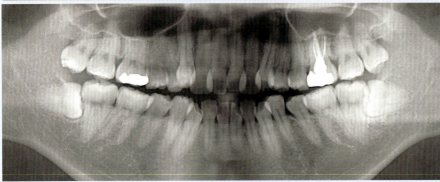

主な治療の経過（初診から）

2ヵ月後
- アタッチメントを設置し、アライナーとアライナーチューイの使用を開始（7日おきに交換、1日20時間使用）
- 左右上の第一小臼歯と右下の第二小臼歯を2回に分けて抜歯

3ヵ月後
- 左下の親知らずを抜歯
- アライナーを毎日一定時間使用することを確認し、以降2〜3ヵ月に一度の間隔で通院

1年3ヵ月後
- 抜歯空隙（抜歯した後のすき間）の閉鎖と臼歯離開（上下の奥歯が離れている）の改善のため、追加アライナーを製作

1年9ヵ月後
- 右側の噛み合わせが改善しないため、2回目の追加アライナーを製作
- 前方に倒れている右下第一大臼歯を早期に起こすため、部分的なワイヤー矯正装置を併用
- 臼歯離開の改善のため、顎間ゴム（取り外しのできる矯正治療用の輪ゴム）の使用を開始（1日12時間使用）

2年2ヵ月後
- 噛み合わせの調整のため、3回目の追加アライナーを製作

2年6ヵ月後
- 歯並び、噛み合わせを確認し、治療を終了
- アタッチメントとワイヤー矯正装置を撤去し、リテーナー（後戻り防止装置）を装着

【専門用語解説】
叢生（そうせい） ＊ふぞろいな歯並び。歯が重なりあったり乱れて並んだ状態。
開咬（かいこう） ＊上下の前歯が噛み合わず開いている状態。
アライナーチューイ ＊マウスピースの適合を良くするために噛み込む、弾性のある補助器具。

症例提示者：牧野正志／まきの歯列矯正クリニック

デジタルシミュレーション

移動前

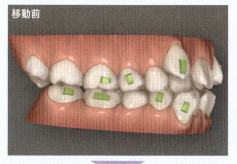 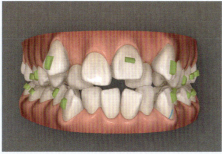 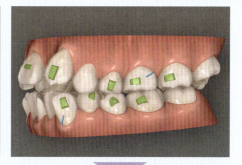

治療後

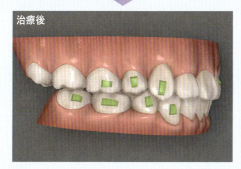 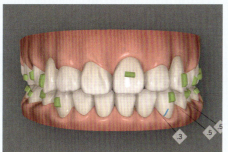 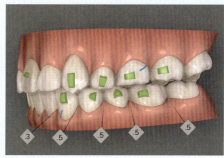

動画でCheck!
シミュレーション

for Dentist

治療計画

- ☐ 患者さんのお子さんがまだ幼かったため、処置時間の少ないマウスピース型装置による矯正治療を希望。
- ☐ 4|4 抜歯による空隙を利用して八重歯と前歯を配列する。
- ☐ 下顎は骨格と歯列が左方偏位しているため、5| を抜歯してIPRも施行しながら叢生を改善し、上下顎歯列の正中線を合わせる。
- ☐ 開咬は上下顎前歯を舌側移動させることで改善する。舌小帯が短く、舌挙上が難しい場合は予後の安定性も考え、舌小帯延長術も検討する。
- ☐ 水平埋伏している 8|8 は、炎症の原因になるため可能であれば抜歯をしていただく。
- ☐ 難易度の高い治療計画のため、途中でワイヤー矯正装置を使用させていただく可能性があることにも患者さんから同意を得る。

デジタルシミュレーションのポイント・留意点

- ☐ 3|3 の傾斜移動をともなう挺出により開咬改善をねらって、傾斜移動で 4|4 抜歯空隙へ後方移動させる。
- ☐ 下顎は 5| 抜歯空隙だけでなく、|8 を抜歯したため下顎左側臼歯後方移動により得られた空隙も利用して、叢生の改善を行う。
- ☐ 必要に応じて顎間ゴムを使用して、上下正中線を一致させる。
- ☐ 下顎右側大臼歯は、歯冠高径も短いため大きめのアタッチメントを設置し、移動速度を落とすことで確実に歯を動かす。

治療経過1　初診から1年7ヵ月後（30歳11ヵ月）

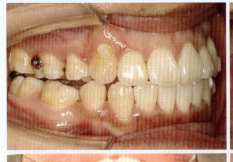
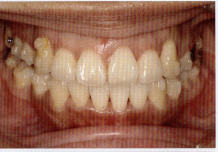
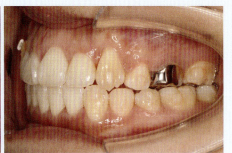
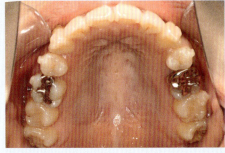
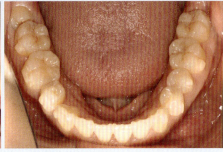

アライナー使用枚数：
12枚目（1回目追加23枚のうち）

治療経過2　初診から1年11ヵ月後（31歳3ヵ月）

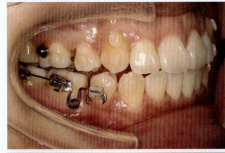
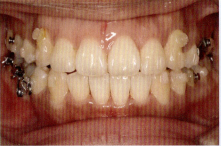
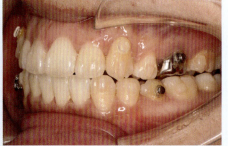
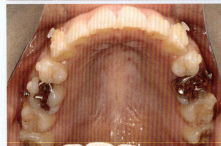
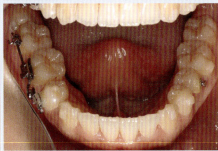

アライナー使用枚数：
8枚目（2回目追加18枚のうち）

治療内容および経過

　当初の治療計画にもとづいて順調にアライナーを交換していき、最終アライナー使用前にデジタルシミュレーションと比較して、治療状況を確認しました。おおむね上下前歯の歯並びは整列しましたが、噛み合わせは安定しない状態でした。よって、追加アライナー（23枚）を製作し、アタッチメントの再設置と顎間ゴム（取り外しのできる矯正治療用の輪ゴム）によって、噛み合わせを調整しました。

　ところが、追加アライナー使用後も右下第一大臼歯の前方傾斜により噛み合わせがよくなりませんでした。そこで、右下奥歯にワイヤー矯正装置を使用することで修正を行うことにしました。この間も追加アライナー（18枚と14枚）を製作し併用しました。最終段階では、奥歯に強い顎間ゴムを使用し治療が完了しました。

　治療後はふぞろいがあった前歯に接着式リテーナー（後戻り防止装置）を設置し、舌の力による開咬の再発を防ぐため取り外し式リテーナーを使用してもらいました。

治療終了時 初診から2年6ヵ月後（31歳9ヵ月）

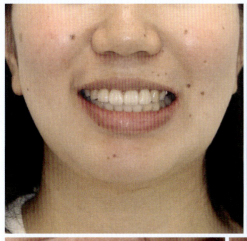
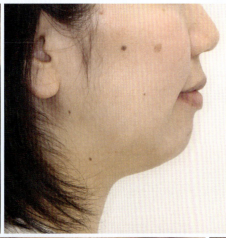
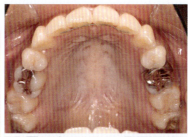
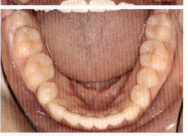
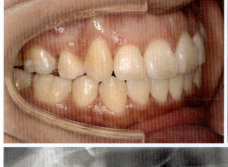
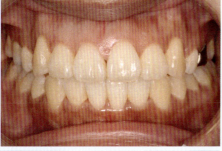
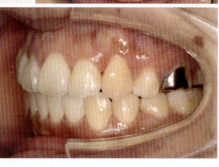
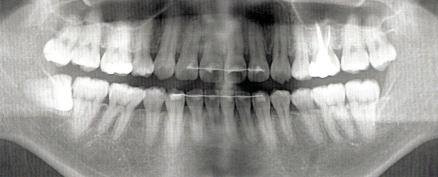

治療結果

　3本という奇数の小臼歯抜歯を行うことで、前歯のふぞろいの改善とともに上下の歯列の正中線（前歯の中央のライン）をうまく合わせることができました。上下前歯の噛み合わせも正常になり、よく噛めるようになりました。

　右下大臼歯は前方の抜歯空隙（抜歯した後のすき間）に倒れないように注意して治療計画を作ったのですが、当初の治療計画通りにはいきませんでした。アライナー単独でも時間をかけることで修正も可能でしたが、ワイヤー矯正装置を併用して短い期間で確実に治す方針を選択しました。抜歯空隙も閉鎖できるように、バネを設置した部分的なワイヤー矯正装置を10ヵ月使用することで、右下大臼歯を確実に動かし、安定した噛み合わせとなりました。

| 抜歯 | 上下顎前突 | 遠隔診療 |

症例 20 口元の突出感と上下の出っ歯 ❶

患者DATA

性別・年齢（初診時）	女性・25歳10ヵ月
主訴	口元の突出感が気になる
症状	上下顎前歯の唇側傾斜、上下口唇の突出
診断	Angle I級 上下顎前突

初診時（25歳10ヵ月）

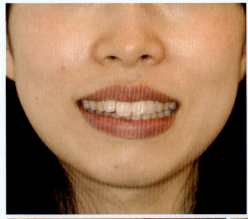
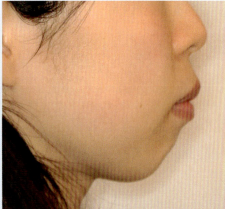
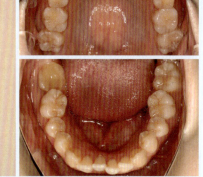
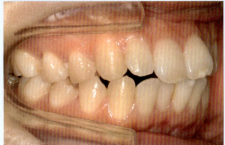
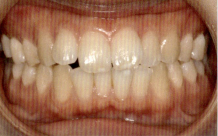
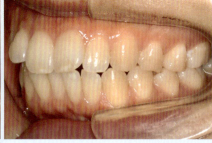
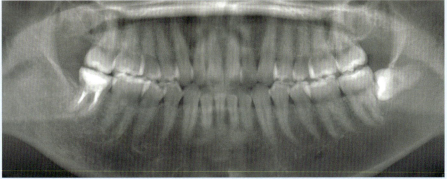

主な治療の経過（初診から）

2ヵ月後
- アライナーとアライナーチューイの使用を開始（1日20～22時間使用）
- 上下左右の第一小臼歯を2回に分けて抜歯

3ヵ月後
- アタッチメントを設置し、3枚目以降のアライナーの使用を開始（5日おきに交換、1日20～22時間使用）
- アライナーの交換ごとに、モニタリングツールを使用してお口の写真撮影を行うことを確認し、経過に問題がなければ製作したアライナーの使用完了まで継続してもらう（次回来院はアライナー使用完了時を予定）
- 顎間ゴム（取り外しのできる矯正治療用の輪ゴム）の使用を開始（1日20～22時間使用）

10ヵ月後
- 噛み合わせの調整のため、追加アライナーを製作

1年6ヵ月後
- 歯並び、噛み合わせを確認し、治療を終了
- アタッチメントを撤去し、リテーナー（後戻り防止装置）を装着

【専門用語解説】
アライナーチューイ＊マウスピースの適合を良くするために噛み込む、弾性のある補助器具。
モニタリングツール＊スマートフォンでお口の状態を撮影し、専用のアプリをとおして、担当歯科医師がオンライン上で経過をみることができる遠隔診療ツール。

症例提示者：岡野修一郎／Aligner Studio

デジタルシミュレーション

移動前

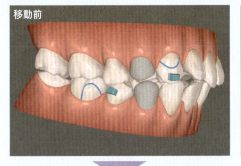
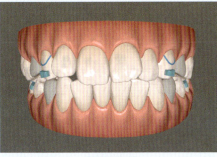
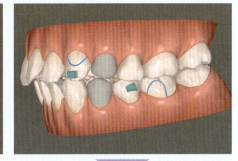

治療後

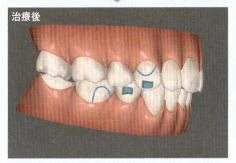
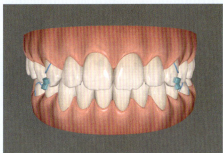
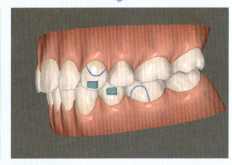

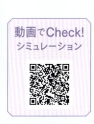

動画でCheck!
シミュレーション

for Dentist

治療計画

- 患者さんは、審美的観点からマウスピース型装置による矯正治療を希望。また側貌の改善を強く求めている。
- 口腔内所見および側貌セファロ分析から、上下顎前歯の前突および歯軸の唇側傾斜を認めた。骨格性の上顎前突が認められた。
- 4|4 4|4抜歯による空隙を利用して前歯を後方移動し、上下顎前歯唇側傾斜および側貌の改善を行う。
- 5|5 5|5は初診時にすでに近心傾斜しており、4|4 4|4を抜歯した場合さらに近心に傾斜していく可能性があるため、注意深く経過をみていく必要がある。
- 難易度の高い治療計画のため、途中でワイヤー矯正装置を使用する可能性があることを患者さんから同意を得る。

デジタルシミュレーションのポイント・留意点

- 抜歯により隣在歯がなくなる第二小臼歯と犬歯はアンギュレーション（近遠心的な歯軸）のコントロールがより難しくなるため、アタッチメントを設置する。
- 過大な歯根の移動量が必要となる3|3には、アタッチメントとともにボタンを設置し、II級顎間ゴムを併用することで、歯根をより遠心方向へ移動する矯正力をかける。
- 6|6は最近心にフックを設置し、II級顎間ゴムによりつねに挺出力をかけることで近心への傾斜を防ぐ。
- 前歯の後方移動量が多い小臼歯抜歯症例であり、ボーイングエフェクト（抜歯窩への歯列の倒れこみ）が発生するリスクが高いため、ステージング（個々の歯の移動様式）は、段階的に歯を動かす移動様式とする。まず、犬歯を単独にて抜歯スペースの半分まで移動し、アライナーがたわむリスクを低くする。その後犬歯の移動を一時中断し、4前歯を同時に後方移動し犬歯の位置に並べる。さらに犬歯を含めた6前歯を同時に後方移動させる。

治療経過1　初診から10ヵ月後（26歳8ヵ月）

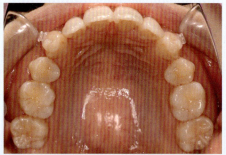
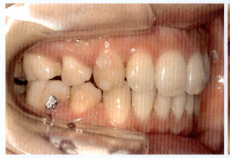
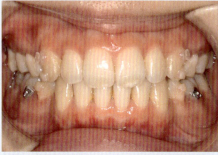
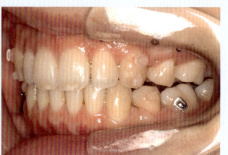
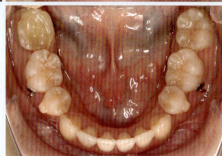

アライナー使用枚数：51枚目（51枚のうち）

治療内容および経過

　初回アライナーの治療計画では、アライナーを交換する度にスマートフォンにてお口の状態を撮影していただき、そちらの画像を確認しながら経過を追いました。

　治療の終盤、臼歯とアライナーの適合に少しずれが出てきていましたが、問題のない範囲であったため予定通りアライナーを5日ごとに交換していただきました。最終アライナーまで進んだところで来院していただき、治療状況の確認を行いました。おおむね上下前歯の突出感は改善しましたが、左右ともに奥歯が傾いており、噛み合わせがしっかりと作れていない状態でした。追加アライナー（24枚）を製作し、アタッチメントの再設置と顎間ゴム（取り外しのできる矯正治療用の輪ゴム）を使用することによって噛み合わせを調整し、治療を完了しました。

　治療後は、抜歯したすき間が開いてこないように、取り外し式リテーナー（後戻り防止装置）を使用してもらいました。

治療終了時 初診から1年6ヵ月後（27歳4ヵ月）

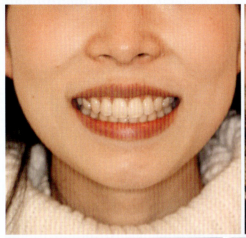
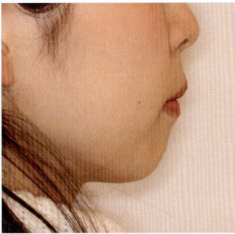
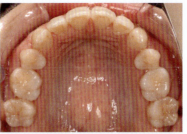
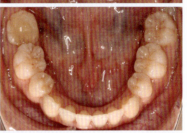
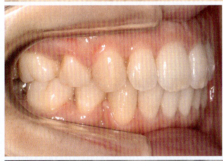
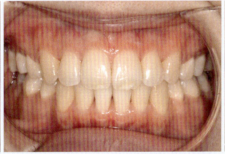
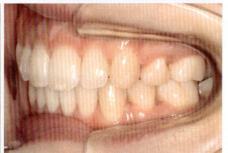
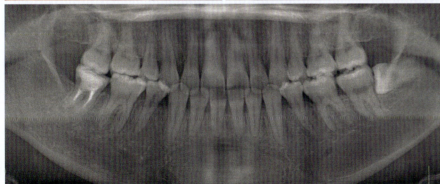

治療結果

　上下左右の小臼歯の抜歯を行い、前歯の位置を後方に移動することで、前歯の突出感を改善しました。それにともない口元の突出感も改善し、理想的なEラインを獲得することができました。また噛み合っていなかった上下前歯を含め、すべての歯で噛み合わせを調整することで機能も向上しました。

　本ケースは、全治療期間の経過観察をモニタリングツールを使用して行ったことで、来院回数は4回という少ない頻度にて治療を終えました。さらに5日ないし7日おきに画像をとおして歯科医師がお口の状態を確認し治療を進めていくため、来院の頻度は減らしつつも経過観察の頻度を増やすことができ、安心かつ安全に治療を進めることができました。

　アライナーの装置使用状況が良好かつ歯科医師の診断による現実的な歯の動きを再現したデジタルシミュレーションを作成することによって、予定通り治療を完了することができました。このような遠隔治療を成功させるためには、良好なアライナーの装置使用状況と歯科医師の適切な診断による実現性の高いデジタルシミュレーション作成が必須になります。

【専門用語解説】
Eライン＊鼻先とあごの先端を結んだ線。横から口元を見たときの審美的な基準線。

| 抜歯 | 上下顎前突 | 叢生 |

症例 21 口元の突出感と上下の出っ歯❷

患者DATA
- 性別・年齢（初診時）：女性・23歳10ヵ月
- 主訴：口元が突出、下前歯がふぞろい
- 症状：上下顎前歯の突出、下顎前歯叢生、過蓋咬合
- 診断：Angle I級 叢生、過蓋咬合

初診時（23歳10ヵ月）

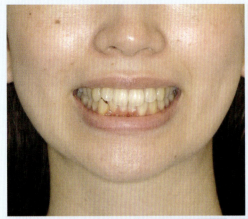
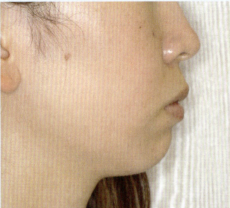
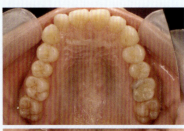
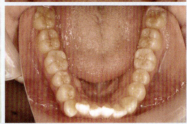
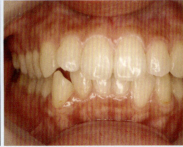
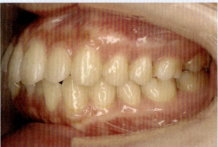
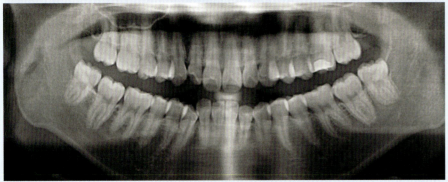

主な治療の経過（初診から）

0ヵ月
- アライナーとアライナーチューイの使用を開始（14日おきに交換、1日20時間使用）
- 上下左右の第一小臼歯を抜歯

1ヵ月後
- アライナーとアライナーチューイの使用が十分できていることを確認し、アタッチメントを設置（7日おきにアライナーを交換、1日20時間使用）。以降2ヵ月に一度の間隔で通院
- 顎間ゴム（取り外しのできる矯正治療用の輪ゴム）の使用を開始（1日20時間使用）

1年10ヵ月後
- 抜歯空隙（抜歯した後のすき間）の閉鎖と奥歯の噛み合わせの調整のため、追加アライナーを製作（アライナーは7日で交換）

2年3ヵ月後
- 歯並び、噛み合わせを確認し、治療を終了
- アタッチメントを撤去し、リテーナー（後戻り防止装置）を装着

【専門用語解説】
叢生（そうせい）＊ふぞろいな歯並び。歯が重なりあったり乱れて並んだ状態。
過蓋咬合（かがいこうごう）＊上下の前歯が深く噛み合っている状態。
アライナーチューイ＊マウスピースの適合を良くするために噛み込む、弾性のある補助器具。

症例提示者：山澤秀彦／目白歯科矯正歯科

デジタルシミュレーション

移動前

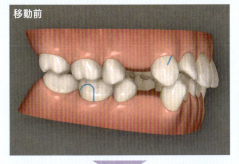
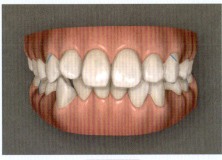
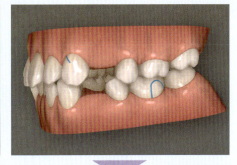

治療後

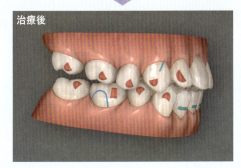
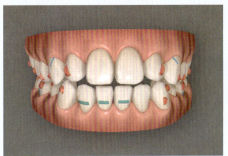
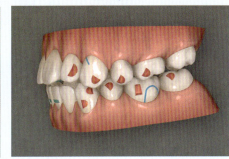

動画でCheck！
シミュレーション

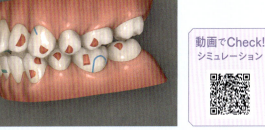

for Dentist

治療計画

- 患者さんは口元の突出の改善を強く希望されており、上下顎前歯を大きく後退させるために上下顎ともに抜歯を行う。
- 上顎前歯の後方移動と下顎前歯の叢生の改善のため、4|4 4|4 の抜歯を行う。
- 上顎前歯を後方移動させることにより、Eラインに対する上下顎の口唇の位置を整える。
- 前歯部の過蓋咬合は、上下顎前歯の圧下を行うことにより改善を図る。
- 下顎第三大臼歯は抜歯をせずに配列を行うことにより咬合に参加させる。

デジタルシミュレーションのポイント・留意点

- 上下ともに狭い歯列弓形態は、幅径の拡大を行うことでアーチ型に改善する。
- 上顎前歯は舌側傾斜をしているので、歯根のみの舌側への移動を大きめに付与しオーバーコレクションを加える。
- 上顎前歯舌側傾斜改善のため、アライナーの唇側切縁付近にパワーリッジ（アライナーの内面に向かう突起）を設置する。
- アライナーによる抜歯治療の場合、臼歯は近心傾斜しやすいので、遠心傾斜のオーバーコレクションを加える。
- アライナーによる抜歯治療の場合、前歯は挺出しやすいため、圧下のオーバーコレクションを加える。
- アライナーによる抜歯治療の場合、歯根の移動が追いつかずボーイングエフェクト（抜歯窩への歯列の倒れこみ）を起こしやすいので、前歯の移動は犬歯と4前歯の移動を分けて段階的に行う。

治療経過1　初診から9ヵ月後（24歳7ヵ月）

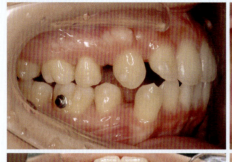
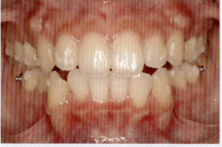
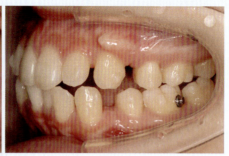
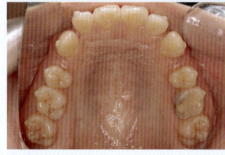
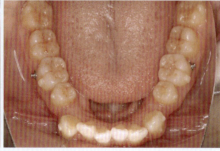

アライナー使用枚数：31枚目（85枚のうち）

治療経過2　初診から1年4ヵ月後（25歳2ヵ月）

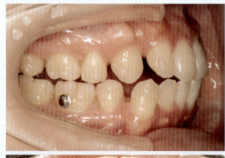
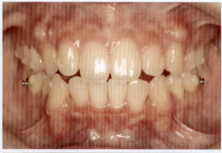
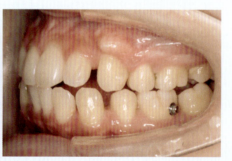
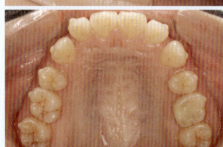
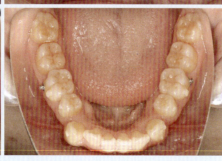

アライナー使用枚数：59枚目（85枚のうち）

治療内容および経過

　最初のアライナー2枚はそれぞれ14日間使うようにし、アライナーとアライナーチューイがしっかり使えていることを確認してから、アタッチメントを装着して交換間隔を7日間に変更しています。その後は2ヵ月に1回来院して、アライナーがアンフィット（不適合）を起こしていないか、デジタルシミュレーション通りに歯が移動しているかの確認を行っています。

　患者さんは、アライナーやアライナーチューイの使用時間を守り、顎間ゴム（がっかん）（取り外しのできる矯正治療用の輪ゴム）の使用もしっかり行えていたので、抜歯治療で起こりやすい前歯の後方への傾斜や挺出（ていしゅつ）（歯の先端方向への移動）、奥歯の抜歯スペースに向かっての倒れこみ等を起こさずに歯の移動を進めることができています。初回アライナーの使用完了後は、抜歯したすき間の閉鎖と噛み合わせの調整等を目的に追加アライナーを18枚製作し使用してもらいました。

　移動終了後は、後戻りが起きないように、リテーナー（後戻り防止装置）を使うようにしています。

治療終了時 初診から2年3ヵ月後（26歳1ヵ月）

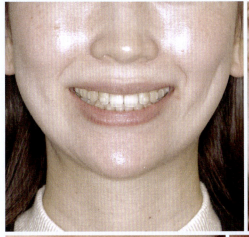
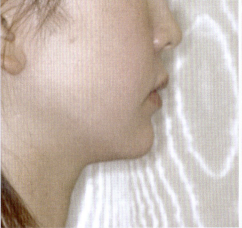
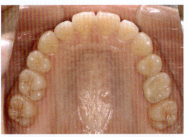
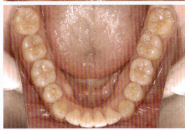
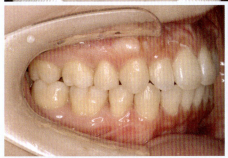
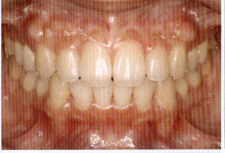
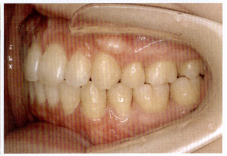
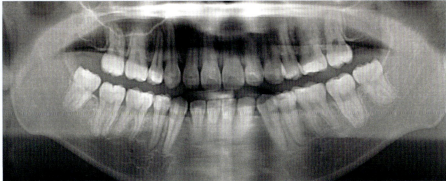

治療結果

　突出していた上前歯は大きく後方に移動させることができました。ふぞろいだった下前歯もきれいに並んでいます。また深かった前歯の噛み合わせも浅くなっており、奥歯の噛み合わせもしっかりと噛み合うことができ、審美的にも機能的にも良好な結果となっています。

　上下前歯が大きく後方に移動できたことによって、Eラインに対する上下の唇の位置は大きく改善することができ、きれいな横顔を獲得することができています。

　抜歯をともなうアライナー矯正治療は、抜歯したスペースへの前歯や奥歯の倒れこみが起きやすく難しい移動といわれています。今回は前歯の移動を段階的に行うようにしたり、製作されたアライナーの形態を工夫することによって、良好な結果を得ることができています。

【専門用語解説】
Eライン＊鼻先とあごの先端を結んだ線。横から口元を見たときの審美的な基準線。

| 抜　歯 | 上下顎前突 | 遠隔診療 |

症例 22
重度の口元の突出感と上下の出っ歯

患者DATA
- 性別・年齢（初診時）：女性・27歳0ヵ月
- 主訴：口元の突出感が気になる
- 症状：上下顎前歯唇側傾斜、上下口唇の突出
- 診断：Angle I級 上下顎前突

初診時（27歳0ヵ月）

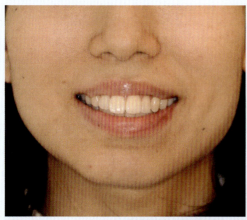
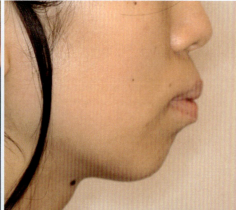
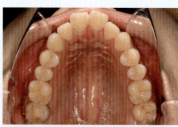
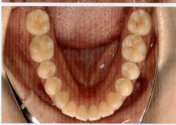
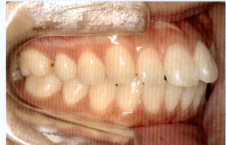
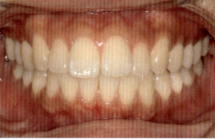
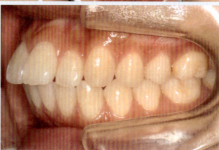
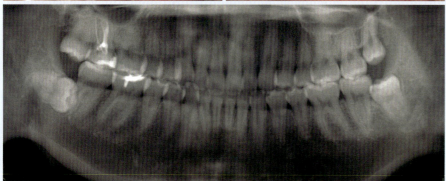

主な治療の経過（初診から）

2ヵ月後
- アライナーとアライナーチューイの使用を開始（1日20〜22時間使用）
- 上下左右の第一小臼歯を2回に分けて抜歯

3ヵ月後
- IPR（歯と歯の間の研磨）を行う
- アタッチメントを設置し、3枚目以降のアライナーの使用を開始（5日おきに交換、1日20〜22時間使用）
- アライナーの交換ごとに、モニタリングツールを使用してお口の写真撮影を行うことを確認し、経過に問題がなければ製作したアライナーの使用完了まで継続してもらう（次回来院はアライナー使用完了時を予定）
- 顎間ゴム（取り外しのできる矯正治療用の輪ゴム）の使用を開始（1日20〜22時間使用）

1年後
- 噛み合わせの調整のため、追加アライナーを製作
- 左右上の親知らずを抜歯

1年6ヵ月後
- 歯並び、噛み合わせを確認し、治療を終了
- アタッチメントを撤去し、リテーナー（後戻り防止装置）を装着

【専門用語解説】
アライナーチューイ＊マウスピースの適合を良くするために噛み込む、弾性のある補助器具。
モニタリングツール＊スマートフォンでお口の状態を撮影し、専用のアプリをとおして、担当歯科医師がオンライン上で経過をみることができる遠隔診療ツール。

症例提示者：岡野修一郎／Aligner Studio

デジタルシミュレーション

移動前

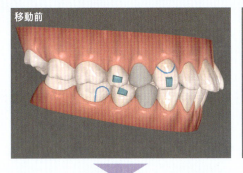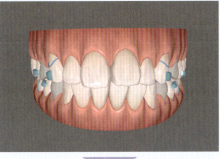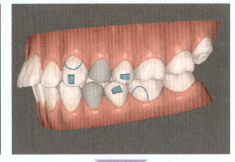

治療後

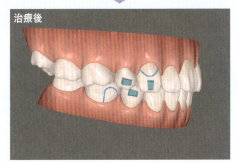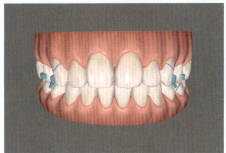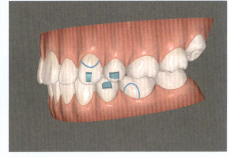

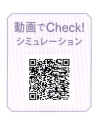
動画でCheck!
シミュレーション

for Dentist

治療計画
- 患者さんは、矯正治療中の審美的観点からマウスピース型装置による矯正治療を希望。また側貌の改善を強く求めている。
- 口腔内所見および側貌セファロ分析から、上下顎前歯の前突および歯軸の唇側傾斜を認めた。骨格については上顎前突傾向が認められた。
- 4|4 4|4 抜歯による空隙を利用して前歯を後方移動し、上下顎前歯唇側傾斜および側貌の改善を行う。
- 難易度の高い治療計画のため、途中でワイヤー矯正装置を使用する可能性があることを患者さんから同意を得る。

デジタルシミュレーションのポイント・留意点
- 抜歯により隣在歯がなくなる第二小臼歯と犬歯はアンギュレーション（近遠心的な歯軸）のコントロールがより難しくなるため、アタッチメントを設置する。
- 過大な歯根の移動量が必要となる 3|3 はアタッチメントとともにボタンを設置し、II級顎間ゴムを併用することで、歯根をより遠心方向へ移動する矯正力をかける。
- 6|6 は最近心にフックを設置し、II級顎間ゴムによりつねに挺出力をかけることで近心への傾斜を防ぐ。
- 臼歯部の適合をつねに良い状態で維持するため、臼歯部は可能な限り移動を行わない最終位置に設定する。
- 前歯の後方移動量が多い小臼歯抜歯症例であり、ボーイングエフェクト（抜歯窩への歯列の倒れこみ）が発生するリスクが高いため、ステージング（個々の歯の移動様式）は段階的に歯を動かす移動様式とする。まず、犬歯を単独にて抜歯スペースの半分まで移動し、アライナーがたわむリスクを低くする。その後犬歯の移動を一時中断し、4前歯を同時に後方移動し犬歯の位置に並べる。さらに犬歯を含めた6前歯を同時に後方移動させる。

| 治療経過1 | 初診から1年後（28歳0ヵ月）

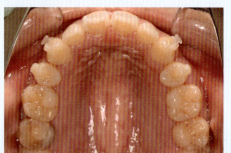
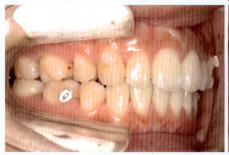
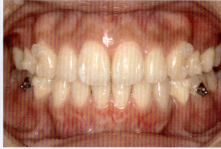
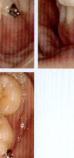
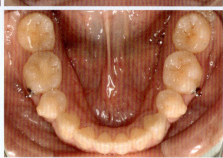

アライナー使用枚数：60枚目（60枚のうち）

治療内容および経過

　初回アライナーの治療計画では、アライナーを交換する度にスマートフォンにてお口の状態を撮影していただき、そちらの画像を確認しながら経過を追いました。

　治療の終盤、臼歯とアライナーの適合に少しずれが出てきていましたが、問題のない範囲であったため予定通りアライナーを5日ごとに交換していただきました。最終アライナーまで進んだところで来院していただき、治療状況の確認を行いました。おおむね上下前歯の突出感は改善しましたが、噛み合わせは安定しない状態でした。追加アライナー（23枚）を製作し、アタッチメントの再設置と顎間ゴム（取り外しのできる矯正治療用の輪ゴム）を使用することによって噛み合わせを調整し、治療を完了しました。

　治療後は、抜歯したすき間が開いてこないように、取り外し式リテーナー（後戻り防止装置）を使用してもらいました。

治療終了時 初診から1年6ヵ月後（28歳6ヵ月）

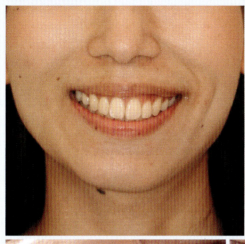
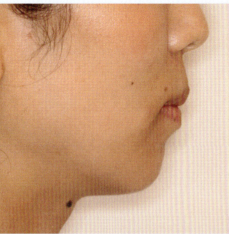
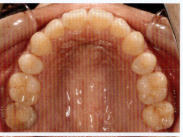
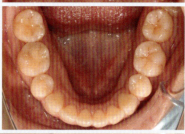
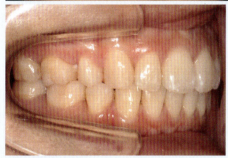
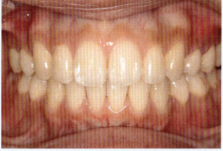
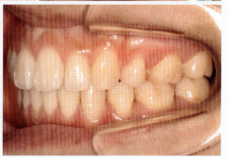
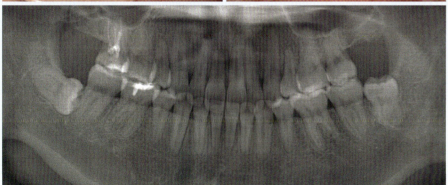

治療結果

　上下左右の小臼歯の抜歯を行い、前歯の位置を後方に移動することで、前歯の突出感を改善させました。それにともない口元の突出感も改善し、理想的なEラインを獲得することができました。また噛み合っていなかった上下前歯を含め、すべての歯において噛み合わせを調整することで機能も向上しました。

　本ケースでは、良好なアライナーの装置使用状況かつ歯科医師の診断による現実的な歯の動きを再現したデジタルシミュレーション作成によって、予定通り治療を完了することができました。しかし、小臼歯を抜歯し、前歯の位置を大きく後方へ移動して口元の改善を行う治療は、アライナー治療では非常に難易度が高いです。アライナーの装着時間や顎間（がっかん）ゴムの使用等、歯科医師の指示を厳守することが非常に重要になります。また、上下のあごの骨の前後的なバランスや骨の幅には個人差があり、それにともなう歯の移動可能な範囲には限界があります。よって、すべての方に適応できる治療計画ではありません。治療計画の選択につきましては、担当歯科医師と綿密に相談し検討することを推奨します。

【専門用語解説】
Eライン＊鼻先とあごの先端を結んだ線。横から口元を見たときの審美的な基準線。

| 抜歯 | 上顎前突 | アンカースクリュー |

症例23 重度の出っ歯（補助装置併用）

患者DATA

性別・年齢（初診時）	女性・22歳3ヵ月
主訴	前歯が出ている、口元がかなり出ている、噛み合わせが深い、ガミースマイル
症状	オーバージェットが著しく大きい
診断	Angle Ⅱ級1類

初診時（22歳3ヵ月）

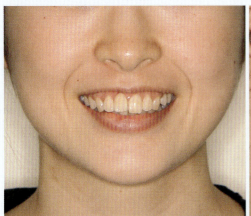
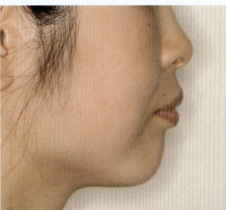
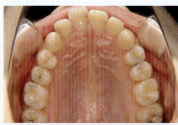
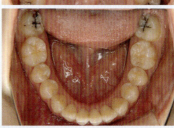
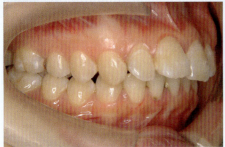
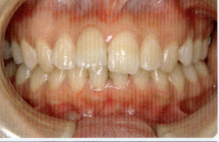
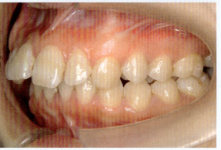
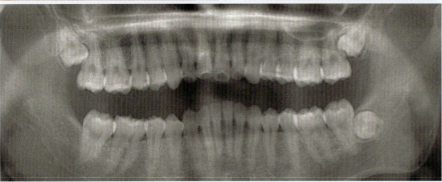

主な治療の経過（初診から）

3ヵ月後
- アライナーとアライナーチューイの使用を開始（10日おきに交換、1日20時間使用）
- 左右上の第一小臼歯を抜歯

4ヵ月後
- アタッチメントを設置し、アライナーの交換を7日おきに変更（1日20時間使用）
- 顎間ゴム（取り外しのできる矯正治療用の輪ゴム）の使用を開始（1日20時間使用）
- アライナーを毎日一定時間使用することを確認し、以降2ヵ月に一度の間隔で通院

7ヵ月後
- 上第二小臼歯の前方に歯科矯正用アンカースクリュー（矯正用インプラント）を設置し、顎内ゴムの使用を開始（1日20時間使用）

1年3ヵ月後
- 抜歯空隙（抜歯した後のすき間）の閉鎖と噛み合わせの調整のため、追加アライナーを製作

2年後
- 噛み合わせの調整をさらに図るため、2回目の追加アライナーを製作

2年2ヵ月後
- 歯科矯正用アンカースクリューを撤去

2年7ヵ月後
- 歯並び、噛み合わせを確認し、治療を終了
- アタッチメントを撤去し、リテーナー（後戻り防止装置）を装着

【専門用語解説】
ガミースマイル＊笑ったときに上の歯ぐきが見えすぎる口元。
アライナーチューイ＊マウスピースの適合を良くするために噛み込む、弾性のある補助器具。

症例提示者：東野良治／神保町矯正歯科クリニック

デジタルシミュレーション

移動前

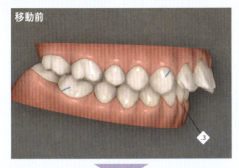
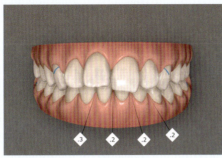
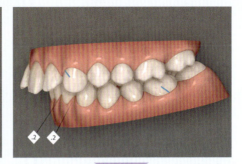

治療後

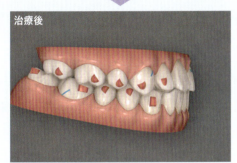
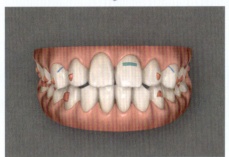
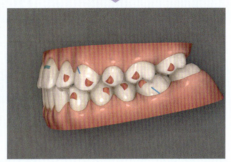

動画でCheck!
シミュレーション

for Dentist

治療計画

- 患者さんは審美性の高い装置を強く希望され、遠方からの来院であることも考慮した結果、マウスピース型装置による矯正治療を選択。
- オーバージェットが著しく大きく、Angle II級であるため、4|4 を抜歯し、上顎前歯の後方移動を行う。
- アーチレングスディスクレパンシーの小さい抜歯症例は、前歯を後方移動させる際、期待しない上顎前歯の挺出を引き起こす可能性が高い。その対策として、5|5 近心部に歯科矯正用アンカースクリューを埋入し、その防止に利用する。この際必要な顎内ゴムは、ほぼ終日使用とする。

デジタルシミュレーションのポイント・留意点

- 初回のデジタルシミュレーションではアライナーの着脱を容易にするため、サイズの小さなアタッチメントを積極的に選択する。
- アライナー総数を少なく抑えるため、上顎前歯後方移動のステージング（個々の歯の移動様式）は 321|123 の同時移動とする。
- II級顎間ゴムを使用するため、3|3　6|6 にプレシジョンカット（顎間ゴムをかける切れ込み）を設置する。
- 上顎前歯後方移動時の期待しない前歯挺出防止のため、バイトランプを設置する。
- 下顎前歯の圧下のステージングは、下顎前歯の圧下を同時に行うのではなく、まず 21|12 を、その後 3|3 圧下を行う段階的なものとする。
- 2回目のデジタルシミュレーションでは、臼歯の咬合関係を緊密にする目的で、5|5　54|45 にボタンを設置し、顎間ゴムを使用する。
- バイトランプは、前歯部早期接触による臼歯離開を防ぐため、上顎前歯部後方移動完了後も継続して設置する。

治療経過1　初診から7ヵ月後（22歳11ヵ月）

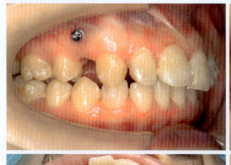
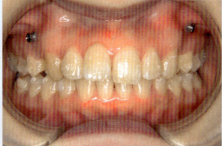
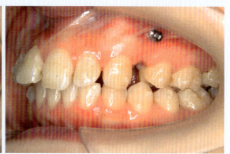
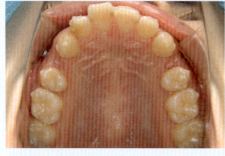
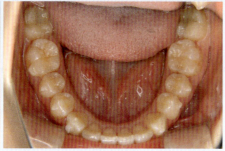

アライナー使用枚数：16枚目（48枚のうち）

治療経過2　初診から1年3ヵ月後（23歳6ヵ月）

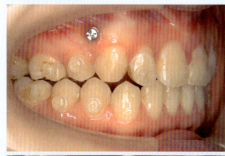
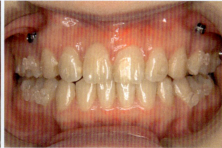
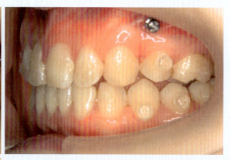
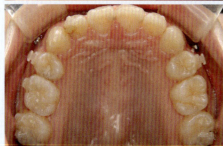
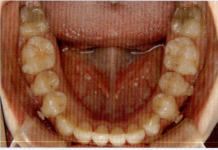

アライナー使用枚数：45枚目（48枚のうち）

治療内容および経過

　前歯が出ていることと、口元の突出感を改善させるため、左右上の第一小臼歯の抜歯が必要なケースでした。

　アライナーは7日おきに交換し、顎間ゴム（取り外しのできる矯正治療用の輪ゴム）はほぼ終日使用してもらいました。歯科矯正用アンカースクリュー（矯正用インプラント）を利用して、上の前歯に圧下力（歯を根っこへ移動させる力）をかけることで、前歯の位置を適切にコントロールしながら後方へ移動させることができました。

　2ヵ月に一度のペースで通院してもらい、治療計画と現状の比較をしながら経過の確認を行っていった結果、初回のアライナー（48枚）がすべて終わるタイミングで口元の突出感はほぼ改善しました。

　追加アライナー（35枚と26枚）では、残っていた抜歯スペースと奥歯の噛み合わせの細かな調整を行い、前歯の早期接触に気をつけながら治療を継続しました。

　噛み合わせが完成した後は、取り外し式リテーナー（後戻り防止装置）を使用してもらいました。

治療終了時 初診から2年7ヵ月後（24歳10ヵ月）

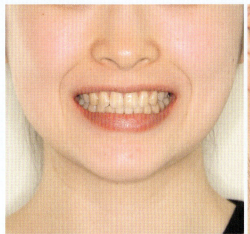
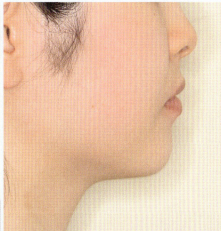
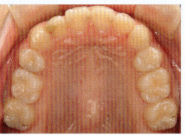
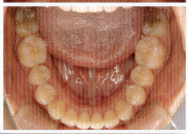
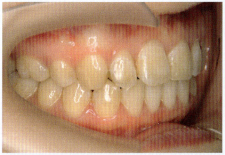
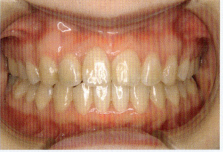
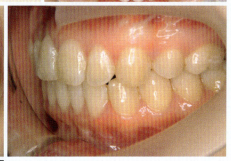
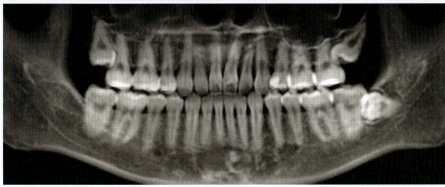

治療結果

　出ている前歯は、上の第一小臼歯の抜歯のスペースを利用することにより改善し、結果として口元の突出感も改善され、無理なく口を閉じられるようになりました。また、Eラインを基準とした横顔も理想的なバランスへと改善しました。

　上下の前歯の前後的なすき間は初診時に比べて顕著に小さくなり、前歯で食べ物をしっかりと噛み切ることが可能になりました。

　今回、補助装置として使用した歯科矯正用アンカースクリュー（矯正用インプラント）は、上の前歯に圧下力（歯を根っこへ移動させる力）をかけることができるので、初診時の主訴の1つであったガミースマイルも改善しました。

　抜歯をともなう矯正治療は、とくにアライナーの装着時間が重要となりますが、患者さんの装置使用状況が良好であったため、審美的にも機能的にも満足のいく結果となり、治療を完了することができました。

【専門用語解説】
Eライン＊鼻先とあごの先端を結んだ線。横から口元を見たときの審美的な基準線。

[抜歯] [上顎前突] [叢生]

症例24 重度の出っ歯❶

患者DATA		
	性別・年齢（初診時）	女性・26歳7ヵ月
	主訴	出っ歯、前歯がふぞろい
	症状	上顎前突、叢生
	診断	叢生をともなう上顎前突

初診時（26歳7ヵ月）

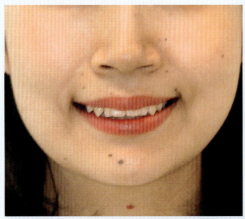
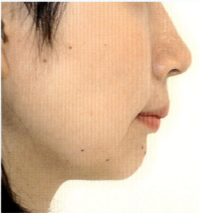
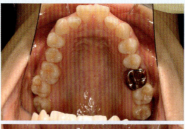
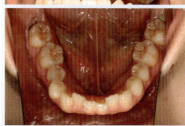
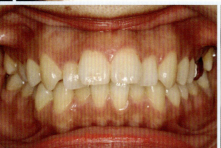
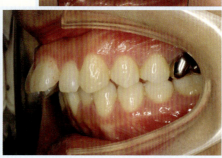
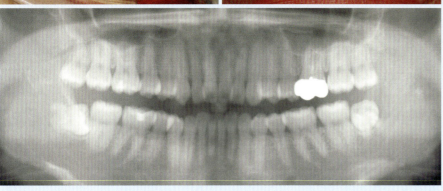

主な治療の経過（初診から）

1ヵ月後
- アライナーとアライナーチューイの使用を開始（1日20時間使用）
- 左右上の第一小臼歯を抜歯

2ヵ月後
- IPR（歯と歯の間の研磨）を行う
- アタッチメントを設置し、2枚目以降のアライナーの使用を開始（7日おきに交換、1日20時間使用）
- アライナーを毎日一定時間使用することを確認し、以降3ヵ月に一度の間隔で通院

7ヵ月後
- 抜歯空隙（抜歯した後のすき間）の閉鎖のため、追加アライナーを製作
- 顎間ゴム（取り外しのできる矯正治療用の輪ゴム）の使用を開始（1日20時間使用）

1年2ヵ月後
- アタッチメントを撤去

1年3ヵ月後
- 歯並び、噛み合わせを確認し、治療を終了
- リテーナー（後戻り防止装置）を装着

【専門用語解説】
上顎前突（じょうがくぜんとつ） ＊上の歯が下の歯よりも著しく前に出ている状態。
叢生（そうせい） ＊ふぞろいな歯並び。歯が重なりあったり乱れて並んだ状態。
アライナーチューイ ＊マウスピースの適合を良くするために噛み込む、弾性のある補助器具。

症例提示者：岩田直晃／アールエフ矯正歯科

デジタルシミュレーション

移動前

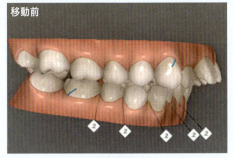
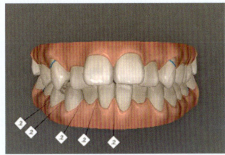
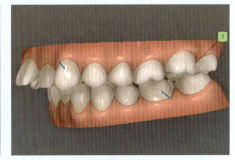

治療後

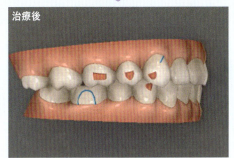
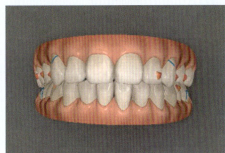
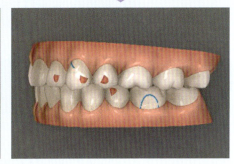

動画でCheck！
シミュレーション

for Dentist

治療計画

- 患者さんは、矯正治療中の審美性および矯正装置による口内炎や頬粘膜の損傷等が発生しにくいという観点からマウスピース型装置による矯正治療を希望。
- 口腔内所見から過大なオーバージェットと上下顎前歯部の叢生を認め、歯列弓もやや狭窄していた。側貌セファロ分析では、骨格的には下顎の後退があるものの標準範囲。前歯の歯軸は上下顎とも唇側傾斜し、前方に突出していた。
- 大臼歯関係はⅡ級であり、上顎前歯の後方移動も多く、叢生もあることから4|4抜歯を計画。
- 下顎は歯列の拡大とIPRにより、叢生および歯軸の改善を行うこととする。
- 抜歯空隙閉鎖時における固定は中等度であるため、Ⅱ級顎間ゴムは必要であれば使用する。
- 第三大臼歯については下顎のみ抜歯を推奨する。

デジタルシミュレーションのポイント・留意点

- 上顎の後方移動は6前歯を同時に移動させる方法を選択。この方法は臼歯の望まない近心移動を許容する症例において使用することが多く、前歯と臼歯の両方から抜歯空隙を閉鎖できるため枚数も減らすことができ、治療期間の短縮にもつながる。しかし、大臼歯の近心傾斜や側方の開咬が起こりやすいため、第二大臼歯までアタッチメントを付与し、歯とアライナーをしっかりフィッティングさせる必要がある。
- 臼歯部には起こりうる近心傾斜を予防するため、軽度な遠心傾斜のオーバーコレクションを付与するのも有効である。
- 3|3と6|6にはⅡ級顎間ゴムを必要に応じて使用できるようプレシジョンカット（顎間ゴムをかける切れ込み）を設置する。
- プレシジョンカットのある歯には水平アタッチメントを設置しておくとアライナーが維持されやすく、顎間ゴムの力による不適合が起こりにくくなる。

治療経過1　初診から5ヵ月後（27歳0ヵ月）

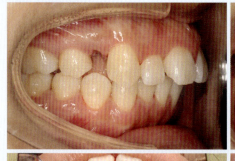
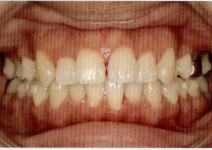
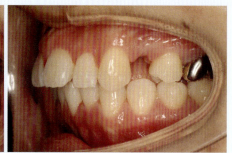
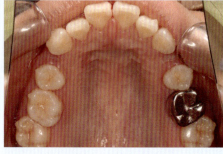
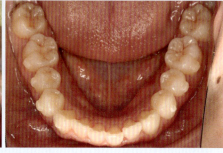

アライナー使用枚数：13枚目（27枚のうち）

治療経過2　初診から7ヵ月後（27歳2ヵ月）

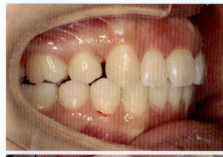
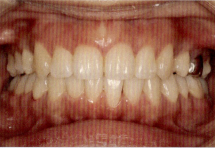
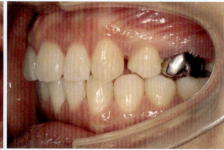
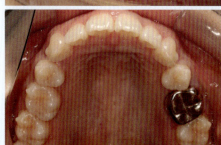
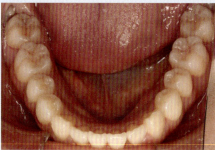

アライナー使用枚数：25枚目（27枚のうち）

治療内容および経過

　初回治療計画のアライナーは27枚で、1枚目のアライナーを装着後、左右の上第一小臼歯を抜歯しました。抜歯後は、上前歯の後方移動を行う目的で、アライナーを7日交換でスタートしました。

　前歯の後方への移動時、奥歯は良好な噛み合わせを維持していたことから顎間ゴム（がっかん）（取り外しのできる矯正治療用の輪ゴム）は使用せず、27枚使用したところでデジタルシミュレーションと比較し治療状況を確認しました。抜歯後のすき間がまだ認められたため追加アライナーを26枚製作し、すき間の閉鎖と噛み合わせの調整を図りました。追加アライナーの使用時は、奥歯の噛み合わせを維持する目的で顎間ゴム（がっかん）を併用しました。

　その後、取り外し式リテーナー（後戻り防止装置）を製作し、1年目は1日12時間、2年目は1日8時間の使用としました。

| 治療終了時 | 初診から1年3ヵ月後（27歳10ヵ月） |

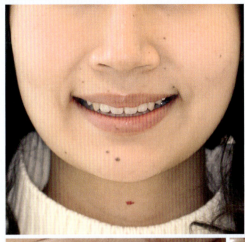
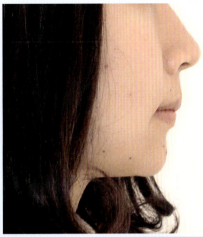
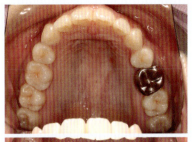
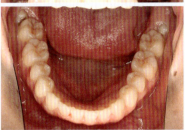
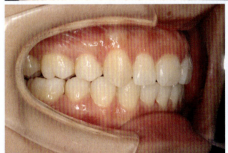
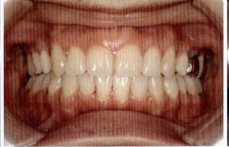
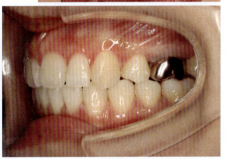
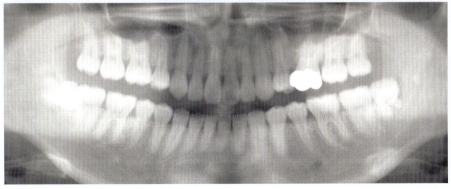

治療結果

　患者さんの主訴であった出っ歯とふぞろいを改善し、機能および審美的に良好な歯並びとなりました。今回、前歯の後方への移動量の多い抜歯の症例でしたが、デジタルシミュレーションで適切なアタッチメントを設計し、予防的なオーバーコレクション（後に出てくる後戻りを考慮して、正常の状態を超えてあらかじめ余分に移動させること）を付与することで比較的短期間で治療を終了することができました。しかし、抜歯の症例においては非抜歯症例に比べ、歯の前後的な移動量が多いため、奥歯の前方への傾斜や奥歯が噛み合わない等のトラブルが起こりやすいです。奥歯の過剰な前方への傾斜は、改善のための移動が必要になり、枚数が増えて治療期間が大幅に延長します。また、側方の開咬（かいこう）の改善には顎間（がっかん）ゴムが必要になることが多いため、患者さんの負担が増えます。アライナー治療における抜歯の症例では、この2点が起きないよう注意することがもっとも重要だと思われます。

【専門用語解説】
開咬（かいこう） ＊上下の前歯が噛み合わず開いている状態。

[抜 歯] [上顎前突] [遠隔診療]

症例 25　重度の出っ歯❷

患者DATA	
性別・年齢（初診時）	女性・19歳0ヵ月
主訴	前歯が出ている、口元の突出感が気になる
症状	上顎前歯の唇側傾斜、オーバージェットが著しく大きい、上唇の突出
診断	Angle Ⅱ級 上顎前突

初診時（19歳0ヵ月）

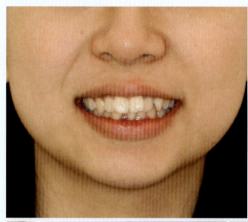
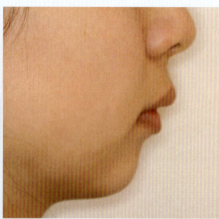
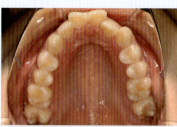
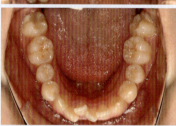
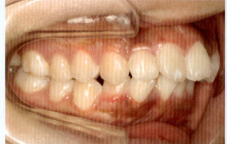
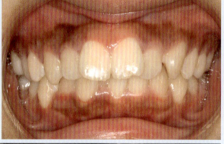
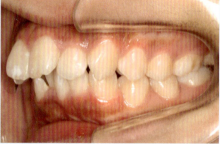
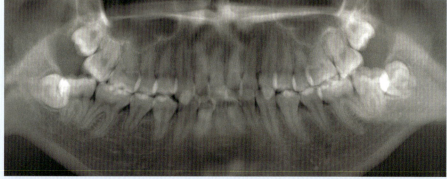

主な治療の経過（初診から）

2ヵ月後
- アライナーとアライナーチューイの使用を開始（1日20〜22時間使用）
- 左右上の第一小臼歯を2回に分けて抜歯

3ヵ月後
- IPR（歯と歯の間の研磨）を行う
- アタッチメントを設置し、3枚目以降のアライナーの使用を開始（5日おきに交換、1日20〜22時間使用）
- アライナーの交換ごとに、モニタリングツールを使用してお口の写真撮影を行うことを確認し、経過に問題がなければ製作したアライナーの使用完了まで継続してもらう（次回来院はアライナー使用完了時を予定）
- 顎間ゴム（取り外しのできる矯正治療用の輪ゴム）の使用を開始（1日20〜22時間使用）

11ヵ月後
- 噛み合わせの調整のため、追加アライナーを製作
- 親知らずを抜歯

1年6ヵ月後
- 歯並び、噛み合わせを確認し、治療を終了
- アタッチメントを撤去し、リテーナー（後戻り防止装置）を装着

【専門用語解説】
上顎前突（じょうがくぜんとつ）＊上の歯が下の歯よりも著しく前に出ている状態。
アライナーチューイ＊マウスピースの適合を良くするために噛み込む、弾性のある補助器具。
モニタリングツール＊スマートフォンでお口の状態を撮影し、専用のアプリをとおして、担当歯科医師がオンライン上で経過をみることができる遠隔診療ツール。

症例提示者：岡野修一郎／Aligner Studio

デジタルシミュレーション

移動前

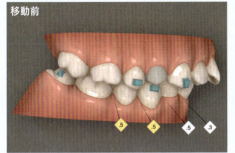
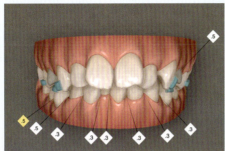
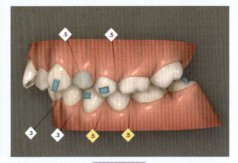

治療後

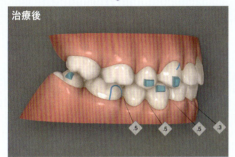
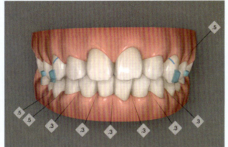
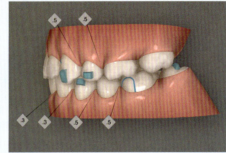

動画でCheck!
シミュレーション

for Dentist

治療計画
- 患者さんは、審美的観点からマウスピース型装置による矯正治療を希望。また上唇の突出感の改善を求めている。
- 口腔内所見および側貌セファロ分析から上顎前歯の前突および歯軸の唇側傾斜を認める。骨格については上顎前突が認められた。
- 4|4抜歯による空隙を利用して前歯を後方移動し、上顎前歯唇側傾斜および上唇の突出感の改善を行う。
- 難易度の高い治療計画のため、途中でワイヤー矯正装置を使用する可能性があることを患者さんから同意を得る。

デジタルシミュレーションのポイント・留意点
- 抜歯により隣在歯がなくなる第二小臼歯と犬歯はアンギュレーション（近遠心的な歯軸）のコントロールがより難しくなるため、アタッチメントを設置する。
- 上顎臼歯の望まない近心移動を起こさないために、Ⅱ級顎間ゴムの使用が推奨されるが、反作用による下顎前歯の歯肉退縮が懸念される。下顎歯列全体の近心移動を最小限に抑えるため、下顎の叢生が除去されたタイミングからⅡ級顎間ゴムの使用を開始する。
- 下顎にIPRを行い舌側に移動することで、Ⅱ級顎間ゴムの反作用により下顎前歯が頬側へフレアリングして歯肉退縮を起こすリスクをできるだけ抑える。
- 前歯の後方移動量が多い小臼歯抜歯症例であり、ボーイングエフェクト（抜歯窩への歯列の倒れ込み）が発生するリスクが高いため、ステージング（個々の歯の移動様式）は段階的に歯を動かす移動様式とする。まず、犬歯を単独にて抜歯スペースの半分まで移動し、アライナーがたわむリスクを低くする。その後犬歯の移動を一時中断し、4前歯を同時に後方移動し犬歯の位置に並べる。さらに犬歯を含めた6前歯を同時に後方移動させる。

| 治療経過1 | 初診から11ヵ月後（19歳11ヵ月） |

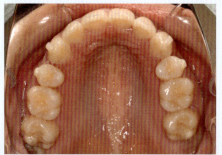
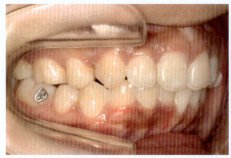
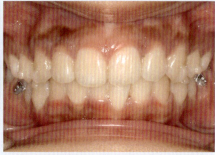
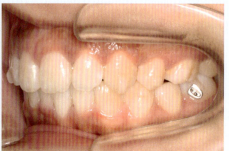
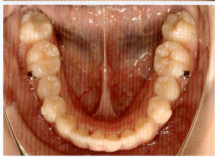

アライナー使用枚数：56枚目（56枚のうち）

治療内容および経過

　初回アライナーの治療計画では、アライナーを交換する度にスマートフォンにてお口の状態を撮影していただき、そちらの画像を確認しながら経過を追いました。
　中盤において顎間ゴム（がっかん）（取り外しのできる矯正治療用の輪ゴム）を使用するため来院していただき、臼歯部にフックを設置しました。最終アライナーまで進んだ状況にて来院していただき、治療状況の確認を行いました。おおむね上下前歯の突出感は改善しましたが、前後的な歯の位置がまだ改善できていないため噛み合わせは安定しない状態でした。
　追加アライナー（27枚）を製作し、アタッチメントの再設置と下奥歯にボタンの設置を行いました。顎間ゴム（がっかん）によって前後的な歯の位置と噛み合わせを調整し、治療を完了しました。
　治療後は抜歯した後のすき間が開いてこないよう、取り外し式リテーナー（後戻り防止装置）を使用してもらいました。

治療終了時 初診から1年6ヵ月後（20歳6ヵ月）

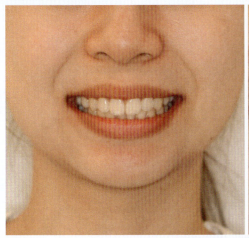
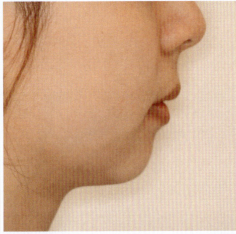
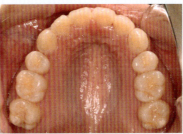
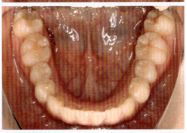
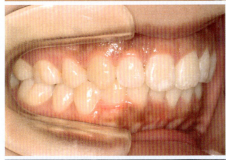
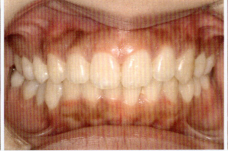
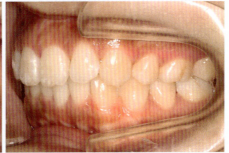
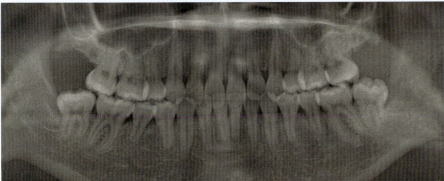

治療結果

上の左右小臼歯抜歯を行い、前歯の位置を後方に移動することで、前歯の突出感を改善しました。それにともない上唇（うわくちびる）の突出感も改善し、理想的なEラインを獲得することができました。また噛み合っていなかった上下前歯を含め、すべての歯において噛み合わせを調整することで機能も向上しました。

今回は、アライナーの装置使用状況が良好かつ歯科医師の診断による現実的な歯の動きを再現したシミュレーションを作成することによって、予定通り治療を完了することができました。しかし、上顎前突（じょうがくぜんとつ）を呈する症例は上下のあごの骨の前後的なバランスの差異が大きい場合が多く、非常に難易度が高い治療です。アライナーの装着時間や顎間（がっかん）ゴムの使用等、担当医の指示を厳守することが非常に重要になりますし、場合によっては途中でワイヤー矯正装置を使用し修正を行う必要が出てくる可能性があります。

【専門用語解説】
Eライン＊鼻先とあごの先端を結んだ線。横から口元を見たときの審美的な基準線。

| 抜歯 | 反対咬合 | 叢生 |

症例 26 重度のデコボコと受け口

患者DATA	
性別・年齢(初診時)	女性・37歳8ヵ月
主訴	受け口、歯並びのふぞろい
症状	反対咬合、叢生、下顎右方偏位、第一大臼歯交叉咬合、5先天性欠如
診断	叢生をともなう反対咬合

初診時(37歳8ヵ月)

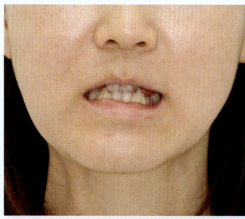
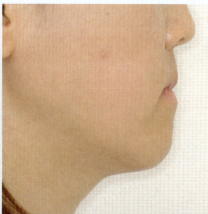
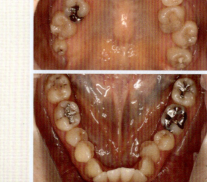
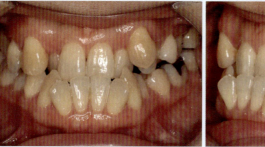
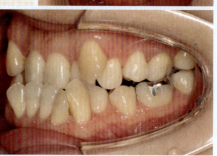
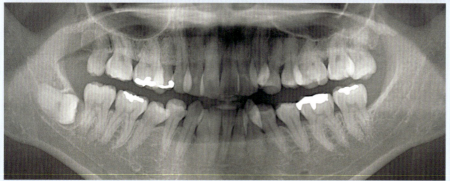

主な治療の経過(初診から)

1ヵ月後
- アタッチメントを設置し、アライナーとアライナーチューイの使用を開始(7日おきに交換、1日20時間使用)
- 左下の第一小臼歯、左上の第二小臼歯を抜歯

2ヵ月後
- 顎間ゴム(取り外しのできる矯正治療用の輪ゴム)の使用を開始(1日20時間使用)
- アライナーを毎日一定時間使用することを確認し、以降2ヵ月に一度の間隔で通院

1年1ヵ月後
- 前歯の再配列と臼歯離開(上下の奥歯が離れている)の改善のため、追加アライナーを製作

1年10ヵ月後
- 正中線(前歯の中央のライン)を改善するため、2回目の追加アライナーを製作

2年7ヵ月後
- 歯並び、噛み合わせを確認し、治療を終了
- アタッチメントを撤去し、リテーナー(後戻り防止装置)を装着

【専門用語解説】
反対咬合(はんたいこうごう)＊下の歯が上の歯よりも著しく前に出て噛み合っている状態。
交叉咬合(こうさこうごう)＊上の歯が下の歯の内側になって噛み合っている状態。
叢生(そうせい)＊ふぞろいな歯並び。歯が重なりあったり乱れて並んだ状態。
アライナーチューイ＊マウスピースの適合を良くするために噛み込む、弾性のある補助器具。

症例提示者：牧野正志／まきの歯列矯正クリニック

デジタルシミュレーション

移動前
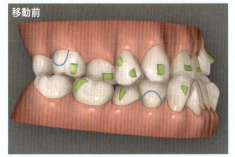
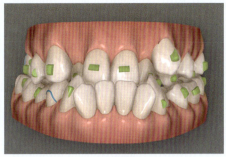
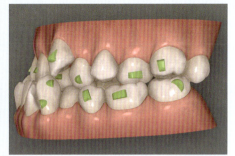

治療後
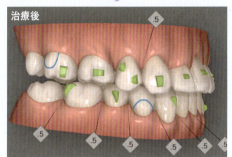
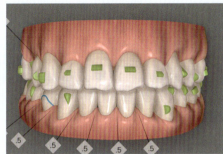
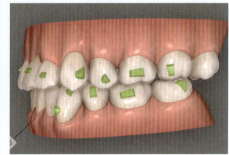

動画でCheck!
シミュレーション

for Dentist

治療計画
- 患者さんは仕事で多忙なため、通院頻度の少ないマウスピース型装置による矯正治療を希望。
- 下顎右方偏位と|5の先天性欠如から、左側のみの片側抜歯を行い、上顔面に上下顎歯列の正中線を合わせるように矯正治療を行う。
- |3の低位唇側転位は、上顎左側は|5抜歯による空隙を使用して改善し、反対咬合は|4抜歯と下顎右側臼歯の遠心移動により下顎前歯の舌側移動で改善させる。
- 第一大臼歯の交叉咬合は、上顎の歯列拡大で改善させる。
- 上下顎第三大臼歯は、当初の治療計画では歯の移動に問題にならないため温存する。

デジタルシミュレーションのポイント・留意点
- 初回のアライナーは、叢生の改善による反対咬合の改善を優先している。残存する前歯の叢生は、追加アライナーで修正する。
- 左側は、抜歯空隙を利用して、反対咬合と交叉咬合の改善を同時に行う。
- 右側は、Ⅲ級顎間ゴムを使用した下顎臼歯の順次的な遠心移動とIPRで空隙を作り、下顎前歯を舌側移動させる。
- 下顎に前後水平の骨格的な問題があるため、カムフラージュするように上下顎前歯の歯軸を調整する。
- 治療途中にアライナーのアンフィットが発生しても装着が続けられるように、前歯のアタッチメントは小型のものを設置。

治療経過1　初診から5ヵ月後（38歳1ヵ月）

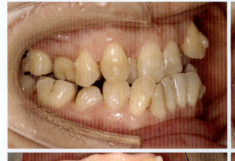
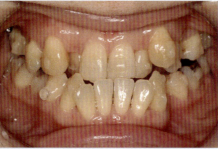
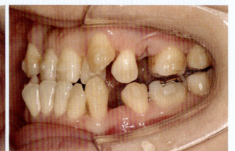
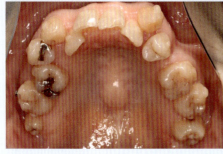
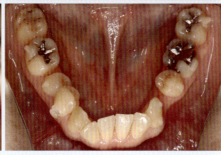

アライナー使用枚数：16枚目（54枚のうち）

治療経過2　初診から1年1ヵ月後（38歳9ヵ月）

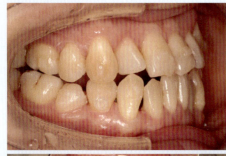
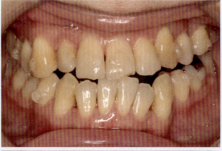
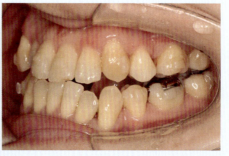
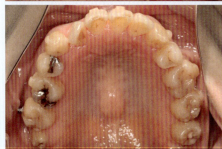
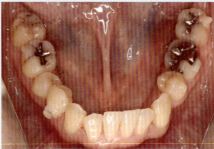

アライナー使用枚数：53枚目（54枚のうち）

治療内容および経過

　当初の治療計画にもとづいて順調にアライナーを交換していき、最終アライナー使用前にデジタルシミュレーションと比較して、治療状況を確認しました。反対咬合（こうごう）は下前歯の後方への移動の不足で改善できず、奥歯も噛み合わせの離開（りかい）（上下の奥歯が離れている）がみられ、まだしっかりと噛める状態ではありませんでした。また、個々の歯の位置や向きも改善の必要がありましたので、追加アライナー（42枚と15枚）を2回製作しました。奥歯に設置したボタンにより垂直方向に力の強い顎間（がっかん）ゴム（取り外しのできる矯正治療用の輪ゴム）を複数かけ、細かな歯の位置調整と噛み合わせの改善を行いました。最後は、上下の歯列の正中（せいちゅう）線（前歯の中央のライン）を合わせるために前歯にも顎間ゴムを使用しながら、アライナーの使用時間の調整（12時間使用）を行い、歯並びと噛み合わせを整えました。

　治療後はふぞろいが強かった前歯部に接着式リテーナー（後戻り防止装置）を設置し、さらに取り外し式リテーナーを使用してもらいました。

| 治療終了時 | 初診から2年7ヵ月後（40歳3ヵ月） |

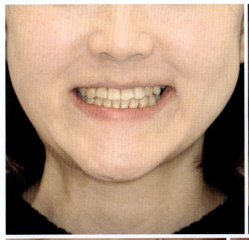
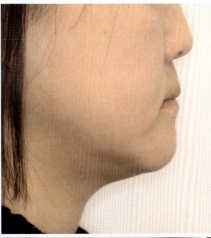
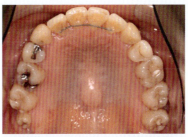
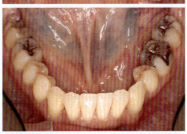
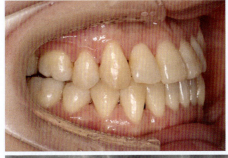
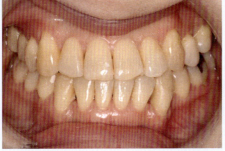
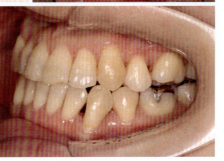
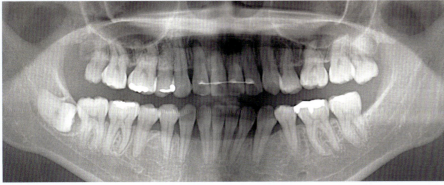

治療結果

　治療後は、上前歯の前方移動と下前歯の後方移動により反対咬合が改善し、横顔も鼻下から上唇が前方に出ることで良くなりました。この症例は、前歯に重度のふぞろいがあり、片側のみの抜歯を行っている点からも難しい治療計画でした。ただし、一気にすべての歯を移動させずに明確にステップを分けて治療を行っていくことで、アライナー単独で大きなトラブルなく治療を行うことができました。また、下のあごの骨格自体が前方に出ていることにより、前歯の傾きや正中線（前歯の中央のライン）の設定には制限があったものの、うまくカムフラージュすることができました。
　反対咬合や交叉咬合は、上下の嚙み合う部分が少ないため、奥歯への負担が大きく、歯を失いやすいという報告もあります。よって、歯や歯ぐきの状態が悪くなる前に、矯正治療により嚙み合わせを改善できたことは大きな意義があったといえます。

【専門用語解説】
交叉咬合（こうさこうごう）＊上の歯が下の歯の内側になって嚙み合っている状態。

133

| 抜歯 | 開咬 | 上下顎前突 |

症例 27 出っ歯と開咬①

患者DATA	
性別・年齢（初診時）	女性・21歳8ヵ月
主訴	上と下の前歯が開いている、口元が出ている
症状	開咬、上下顎前突
診断	上下顎前突をともなう開咬

初診時（21歳8ヵ月）

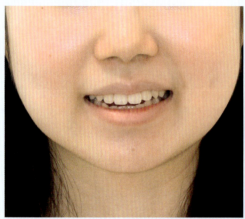
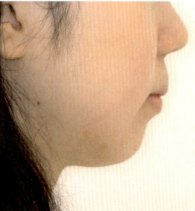
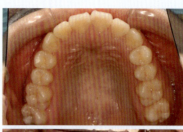
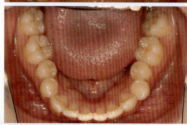
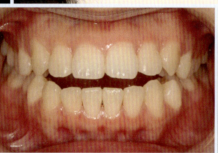
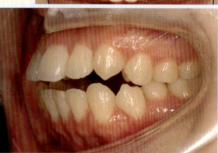
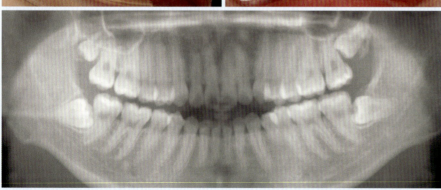

主な治療の経過（初診から）

1ヵ月後
- アライナーとアライナーチューイの使用を開始（1日20時間使用）
- 上下左右の第一小臼歯を抜歯（患者さんの希望により、左上下の親知らずも抜歯）

2ヵ月後
- IPR（歯と歯の間の研磨）を行う
- アタッチメントを設置し、2枚目以降のアライナーの使用を開始（7日おきに交換、1日20時間使用）
- アライナーを毎日一定時間使用することを確認し、以降4ヵ月に一度の間隔で通院

5ヵ月後
- 顎間ゴム（取り外しのできる矯正治療用の輪ゴム）の使用を開始（1日20時間使用）

1年3ヵ月後
- 奥歯の噛み合わせの調整のため、追加アライナーを製作
- 上の第二小臼歯と第一大臼歯、下の第一大臼歯で、顎間ゴムを使用（1日20時間使用）

1年7ヵ月後
- アタッチメントを撤去

1年8ヵ月後
- 歯並び、噛み合わせを確認し、治療を終了
- リテーナー（後戻り防止装置）を装着

【専門用語解説】
開咬（かいこう） ＊上下の前歯が噛み合わず開いている状態。
アライナーチューイ ＊マウスピースの適合を良くするために噛み込む、弾性のある補助器具。

症例提示者：岩田直晃／アールエフ矯正歯科

デジタルシミュレーション

移動前

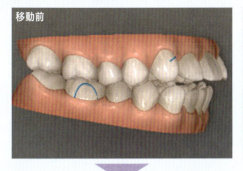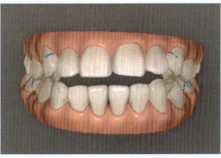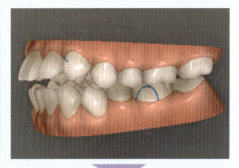

治療後

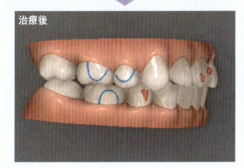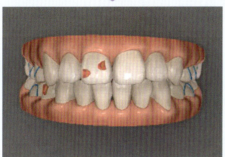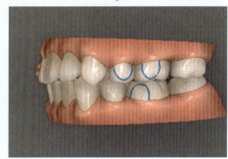

動画でCheck!
シミュレーション

for Dentist

治療計画
- 患者さんは矯正治療中の審美性および通院頻度の少なさから、マウスピース型装置による矯正治療を希望。
- 口腔内所見から上下顎前歯部に開咬と前突を認め、正貌写真より口唇の突出による閉鎖不全を認める。側貌セファロ分析では骨格的には上下顎とも標準であったが、前歯の歯軸において上下顎とも著しい唇側傾斜を認め、前方に突出していた。
- 大臼歯関係はⅠ級であり、上下顎前歯の後方移動量も多いことから4|4 4|4抜歯を計画。
- 前歯部開咬については、前歯の後方移動時における傾斜移動をともなう挺出にて改善させる。
- 抜歯空隙閉鎖時における固定のため、必要あればⅡ級顎間ゴムを使用する。
- 第三大臼歯については抜歯を推奨する。

デジタルシミュレーションのポイント・留意点
- 抜歯空隙の閉鎖は前歯と犬歯を別々に3回に分けて移動させる方法を選択。この方法は空隙の1/3ずつ犬歯と前歯を交互に移動させるデジタルシミュレーションであり、比較的アライナーの不適合や側方の開咬等のトラブルが起こりにくい移動様式である。理由としては抜歯部位のアライナーのたわみが起こりにくく、1枚あたりの移動させる歯の数が少ないためである。しかし、その分枚数が多くなり、1回のデジタルシミュレーションの完了まで期間は長くかかる欠点がある。
- アタッチメントは上下顎とも長方形のアタッチメントを近遠心方向に対して斜めに設置し、空隙閉鎖時に挺出方向へ力がかかるよう設計する。
- 上顎犬歯部と下顎第一大臼歯部にはⅡ級顎間ゴムを必要に応じて使用できるようプレシジョンカット（顎間ゴムをかける切れ込み）を設置する。

135

> **治療経過1**　初診から9ヵ月後（22歳5ヵ月）

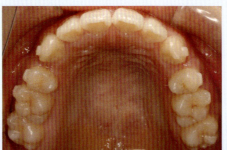
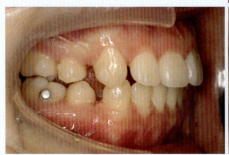
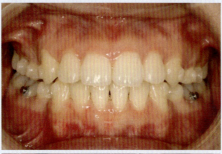
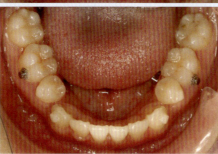
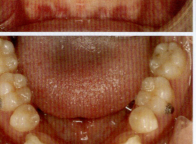

アライナー使用枚数：37枚目（64枚のうち）

治療内容および経過

　初回治療計画のアライナーは64枚で、1枚目のアライナーを装着後、左右の上下第一小臼歯を抜歯しました。抜歯後、上下前歯の後方への移動を行う目的で、アライナーを7日交換でスタートしました。途中、奥歯の噛み合わせの関係を維持する目的で顎間ゴム（取り外しのできる矯正治療用の輪ゴム）を使用し、64枚使用したところでデジタルシミュレーションと比較して治療状況を確認しました。

　前歯の傾きおよび奥歯の噛み合わせは良好であったものの、下の第一大臼歯の前方への傾斜や奥歯が噛み合わない等が認められたため、追加アライナーを13枚製作し、噛み合わせの調整を図りました。追加アライナー使用時は、下の第一大臼歯の改善と挺出（歯の先端方向への移動）を行う目的で、上の第二小臼歯、第一大臼歯と下の第一大臼歯間で顎間ゴムを併用しました。

　その後、取り外し式リテーナー（後戻り防止装置）を製作。リテーナーは、1年目は1日12時間、2年目は1日8時間の使用としました。

| 治療終了時 | 初診から1年8ヵ月後（23歳4ヵ月）

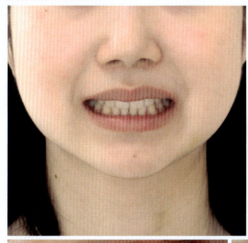
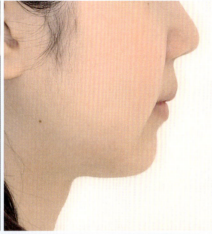
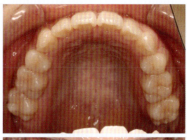
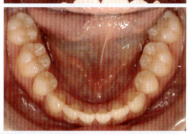
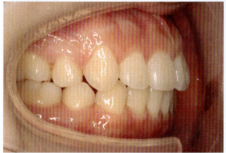
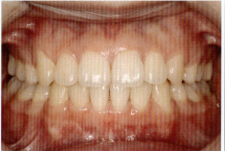
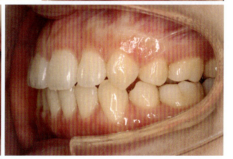
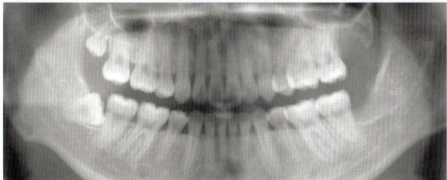

治療結果

患者さんの主訴であった開咬（上下前歯が開いている）と口元の突出を改善し、機能および審美的に良好な歯並びとなりました。アライナー矯正治療において開咬症例は対応しやすい症例です。開咬症例における抜歯か非抜歯かの判断は、叢生（ふぞろい）の程度や前歯の歯軸により行いますが、傾斜移動をともなう挺出（歯の先端方向への移動）が可能である抜歯症例の方が開咬に対しては難易度が下がるため、アライナー治療初期の抜歯症例へのアプローチとしては最適症例であると思われます。しかし、前歯の垂直的被蓋（上下前歯の重なり）の改善が容易なだけで前後的なコントロールは必要であるため、他の抜歯症例と同様に固定の判断や大臼歯、犬歯関係の確認を行いながら必要に応じて顎間ゴムの使用等の対応は必要です。また、開咬症例において前歯を挺出させる際には前歯へのアタッチメントの設置が必須であるため、審美的な観点から事前の患者さんへの説明および承諾も必要です。

【専門用語解説】
叢生（そうせい） ＊ふぞろいな歯並び。歯が重なりあったり乱れて並んだ状態。

| 抜歯 | 開咬 | 上下顎前突 |

症例 28 出っ歯と開咬❷

患者DATA
- 性別・年齢（初診時）：女性・15歳3ヵ月
- 主訴：上と下の前歯が開いている、口が閉じづらい
- 症状：前歯部開咬、叢生、口唇突出
- 診断：Angle I級 上下顎前突、開咬

初診時（15歳3ヵ月）

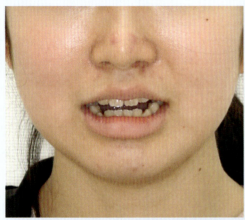
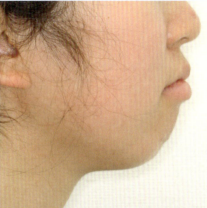
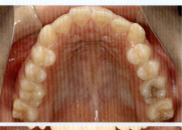
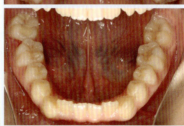
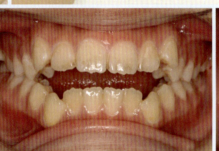
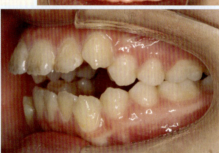
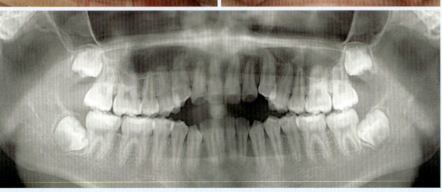

主な治療の経過（初診から）

2ヵ月後
- アタッチメントを設置し、アライナーとアライナーチューイの使用を開始（7日おきに交換、1日20時間使用）
- 上下左右の第一小臼歯を2回に分けて抜歯

3ヵ月後
- アライナーを毎日一定時間使用することを確認し、以降2〜3ヵ月に一度の間隔で通院

1年4ヵ月後
- 抜歯空隙（ばっしくうげき）（抜歯した後のすき間）の閉鎖と臼歯離開（きゅうしりかい）（上下の奥歯が離れている）の改善のため、追加アライナーを製作
- 上前歯を後方牽引するため、顎間ゴム（がっかん）（取り外しのできる矯正治療用の輪ゴム）の使用を開始（1日12時間使用）

1年7ヵ月後
- 歯並び、噛み合わせを確認し、治療を終了
- アタッチメントを撤去し、リテーナー（後戻り防止装置）を装着

【専門用語解説】
- 開咬（かいこう）＊上下の前歯が噛み合わず開いている状態。
- 叢生（そうせい）＊ふぞろいな歯並び。歯が重なりあったり乱れて並んだ状態。
- アライナーチューイ＊マウスピースの適合を良くするために噛み込む、弾性のある補助器具。

症例提示者：牧野正志／まきの歯列矯正クリニック

デジタルシミュレーション

移動前

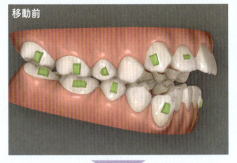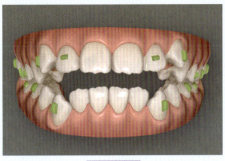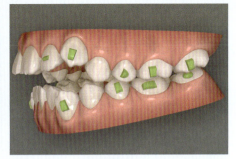

治療後

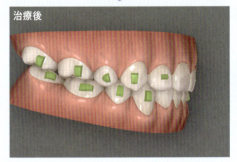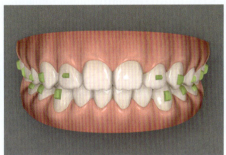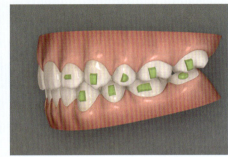

動画でCheck!
シミュレーション

for Dentist

治療計画
- う蝕のリスク軽減と，開咬症は治療期間を短縮できる可能性があることから，マウスピース型装置による矯正治療を医院側から患者さんに提案。
- 4|4 4|4 の抜歯を行い，その空隙に上下顎前歯を舌側傾斜移動し，開咬を改善させる。
- 上下顎前歯の位置を変化させることで口唇閉鎖を容易にし，オトガイ部の筋肉の緊張を緩和して側貌の改善を行う。
- 開咬の原因の1つとなっている安静時の舌の位置については，上顎に持ち上げてもらうよう意識づけを行う。

デジタルシミュレーションのポイント・留意点
- 傾斜移動をともなう挺出による開咬改善をねらって，上下顎前歯は舌側傾斜移動を行っている。
- 固定源となる臼歯の負担を軽減するため，小臼歯抜歯空隙は犬歯と前歯を分けて段階的に移動させる様式にしている。
- 歯冠高径が短いため，臼歯は可能な限り長方形型のアタッチメントを設置しアライナーの把持力を向上させる。
- 小臼歯抜歯症例では歯列が縮小することで，舌房が狭くなりやすい。治療後の舌の置き場所を確保するために歯列幅径の変化は最小限にする。

治療経過1　初診から8ヵ月後（15歳11ヵ月）

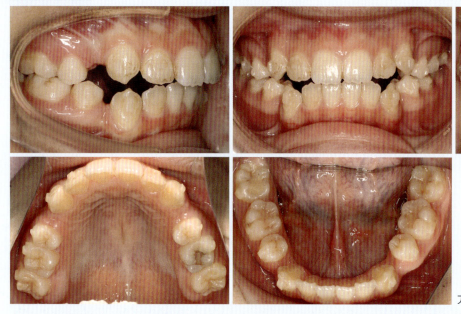

アライナー使用枚数：24枚目（58枚のうち）

治療経過2　初診から1年4ヵ月後（16歳7ヵ月）

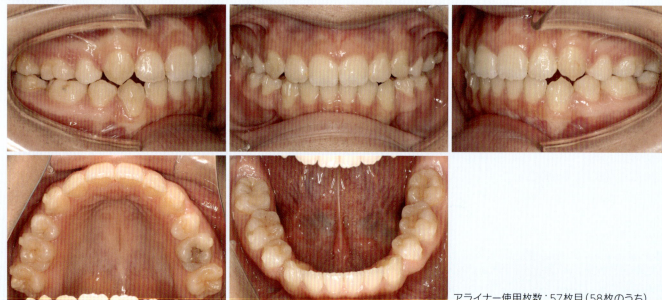

アライナー使用枚数：57枚目（58枚のうち）

治療内容および経過

　当初の治療計画にもとづいて順調にアライナーを交換していき、最終アライナー使用前にデジタルシミュレーションと比較して、治療状況を確認しました。上下前歯は後方に移動し噛み合うようになりましたが、犬歯はまだ噛み合っていませんでした。よって、追加アライナー（17枚）を製作し、アタッチメントの再設置と顎間ゴム（がっかん）（取り外しのできる矯正治療用の輪ゴム）の使用によって、犬歯の噛み合わせを調整しました。

　この時期から、治療後の後戻りの原因にならないよう、舌の置き場所についての指導を積極的に行いました。最終段階では、審美面と機能面を考えて上前歯の先端の形を研磨調整しました。治療後は舌の力による開咬（かいこう）の再発を防ぐため、取り外し式リテーナー（後戻り防止装置）を使用してもらいました。

| 治療終了時 | 初診から1年7ヵ月後（16歳10ヵ月）

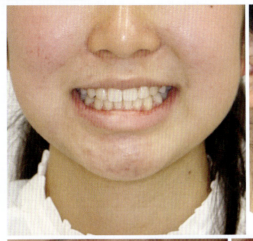
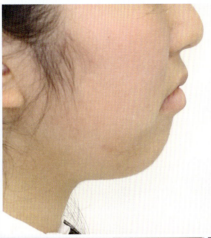
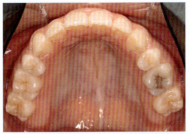
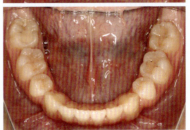
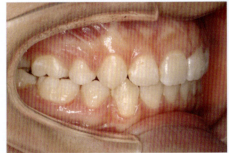
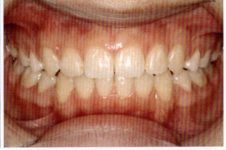
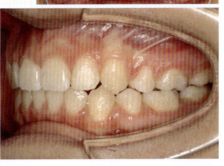
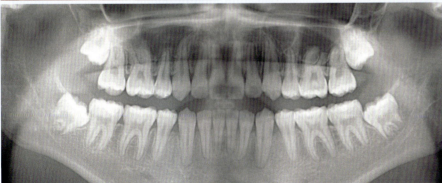

治療結果

　小臼歯の抜歯により前歯を後方移動させたことで、開咬(かいこう)が改善し前歯で噛み切ることができるようになりました。また、唇(くちびる)も閉じやすくなったことで、あごの下の筋肉の緊張も解消され、機能面で大きな改善が得られました。さらに、奥歯やその後方にある顎関節(がくかんせつ)への負担を減らすことができ、長期的な予防の面からも矯正治療を行った意味はあったと考えられます。

　アライナー矯正治療は、奥歯をシートで覆う特性から、非抜歯の軽度の開咬(こう)の治療には向いています。今回は小臼歯の抜歯を行いましたが、その優位性は変わらず、比較的短期間で良好な治療結果を得ることができました。しかし、開咬(かいこう)はさまざまな要因から後戻りしやすい噛み合わせとされています。治療後も、引き続き舌の位置や親知らずの生え方等に注意をしていく必要があります。

| 非抜歯※ | 埋伏歯牽引 | 過蓋咬合 |

症例 29 埋伏歯（永久歯が生えてこない）

患者DATA		
性別・年齢（初診時）	男性・21歳1ヵ月	
主訴	犬歯が埋まっている	
症状	上顎左側犬歯埋伏、上顎左側乳犬歯晩期残存、下顎前歯舌側傾斜、過蓋咬合	
診断	Angle I級 叢生、過蓋咬合、上顎左側犬歯埋伏	

初診時（21歳1ヵ月）

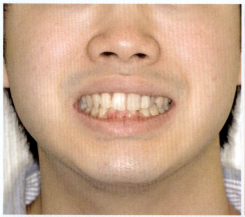
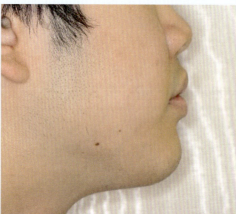
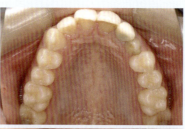
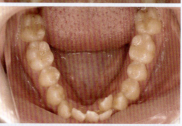
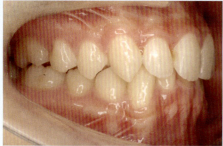
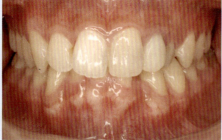
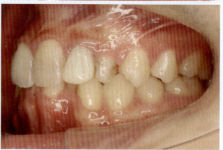
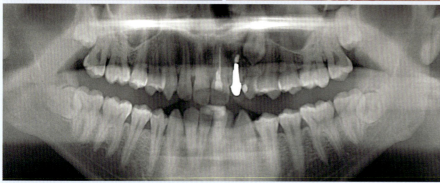

主な治療の経過（初診から）

0ヵ月
- アライナーとアライナーチューイの使用を開始（14日おきに交換、1日20時間使用）
- 左上の乳犬歯を抜歯

1ヵ月後
- アライナーとアライナーチューイの使用が十分できていることを確認し、アタッチメントを設置（7日おきにアライナーを交換、1日20時間使用）。以降2ヵ月に一度の間隔で通院

7ヵ月後
- 左上の犬歯が埋まっている部分の歯ぐきを切開し、犬歯に牽引用フックを設置。フックと下の犬歯に顎間ゴム（取り外しのできる矯正治療用の輪ゴム）の使用を開始（1日20時間使用）

9ヵ月後
- 前歯に深い噛み合わせが残っていたため、追加アライナーを製作。犬歯の牽引を継続

1年後
- 埋伏犬歯の表側が見えるようになったため、牽引用フックを撤去。ボタンを設置して顎間ゴムによる埋伏犬歯の牽引を継続

1年6ヵ月後
- 埋まっていた犬歯が出てきたので、最終的な歯並び、噛み合わせの調整のため、2回目の追加アライナーを製作

2年4ヵ月後
- 歯並び、噛み合わせを確認し、治療を終了
- アタッチメントを撤去し、リテーナー（後戻り防止装置）を装着

【専門用語解説】
叢生（そうせい）＊ふぞろいな歯並び。歯が重なりあったり乱れて並んだ状態。
過蓋咬合（かがいこうごう）＊上下の前歯が深く噛み合っている状態。
アライナーチューイ＊マウスピースの適合を良くするために噛み込む、弾性のある補助器具。

※非抜歯……乳歯の抜歯は除きます。

症例提示者：山澤秀彦／目白歯科矯正歯科

デジタルシミュレーション

移動前

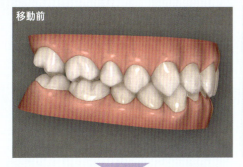
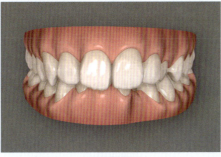
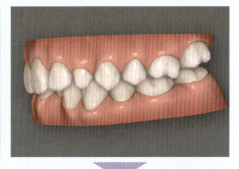

治療後

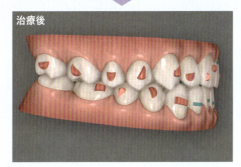
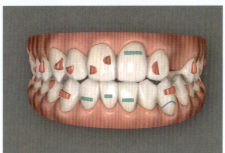
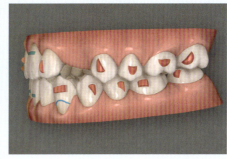

動画でCheck!
シミュレーション

for Dentist

治療計画
- ☐ 埋伏犬歯牽引のために乳犬歯の抜歯を行い、萌出スペースの確保をアライナー装置にて行う。
- ☐ 口腔外科にて開窓術後、埋伏犬歯に牽引用フックを接着。
- ☐ 顎間ゴムを使用して埋伏犬歯を牽引する。
- ☐ 上顎前歯遠心移動および下顎前歯叢生の改善のため、IPRを行う。
- ☐ 上顎前歯遠心移動および下顎前歯叢生の改善のため、上下とも狭窄している歯列を拡大。
- ☐ 過蓋咬合改善のために、上下顎前歯の圧下を行う。

デジタルシミュレーションのポイント・留意点
- ☐ 上下ともに狭い歯列弓形態は、幅径の拡大を行い、前歯叢生の改善を行う。
- ☐ 下顎前歯叢生改善のためIPRを行う。上下顎前歯幅径のバランスを整えるために上顎もIPRを行う。
- ☐ 過蓋咬合改善のため上下顎前歯の圧下を行う。
- ☐ 下顎前歯の圧下は傾斜移動をともなう圧下となるように唇側傾斜を行う。
- ☐ 重度の過蓋咬合のため、前歯の圧下はオーバーコレクションを加える。
- ☐ 埋伏犬歯が萌出後、口腔内スキャナーで撮影し、アライナーの追加は必ず行う。

治療経過1　初診から8ヵ月後（21歳9ヵ月）

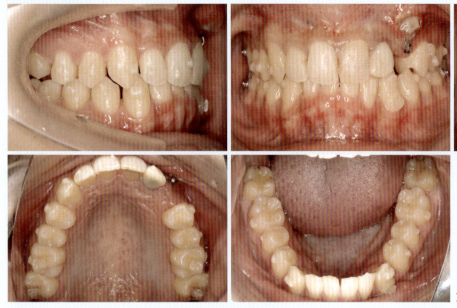

アライナー使用枚数：29枚目（34枚のうち）

治療経過2　初診から1年後（22歳1ヵ月）

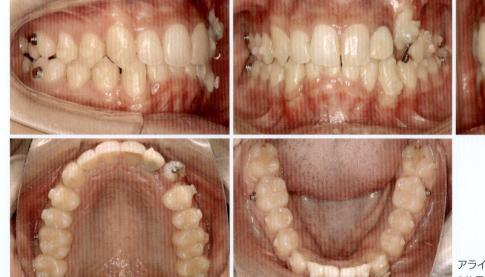

アライナー使用枚数：
9枚目（1回目追加22枚のうち）

治療内容および経過

　埋まっている犬歯を引っ張り出すためのスペースを作ることを、治療の前半では行っています。それと同時に、ふぞろいな下前歯の改善を行いながら、前歯の噛み合わせが浅くなるようにしています。左上犬歯のスペースができた時点で、埋まっている犬歯に装着した牽引用のフックと下の犬歯につけた装置に顎間ゴム（がっかん）（取り外しのできる矯正治療用の輪ゴム）を引っ掛け、犬歯を引っ張り出していきます。ゴムは患者さんご自身で着脱します。

　ふぞろいな下前歯は整列しましたが噛み合わせが浅くなっていなかったので、追加アライナーを製作し、埋まっている犬歯の牽引と前歯の噛み合わせの改善を行うようにしていきました。埋まっていた犬歯が出てきた時点で、2回目の追加アライナーを製作して、犬歯の最終的な位置の調整、前歯と奥歯の噛み合わせ等の微調整を行うようにしました。

| 治療終了時 | 初診から2年4ヵ月後（23歳5ヵ月）

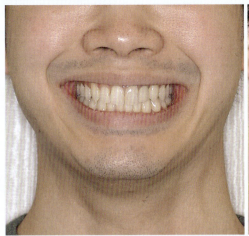
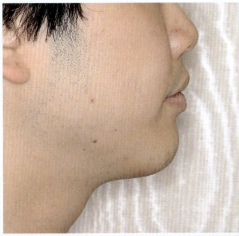
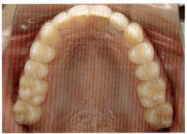
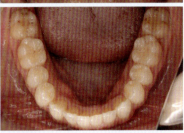
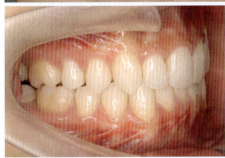
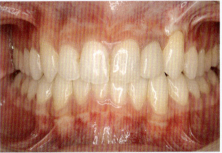
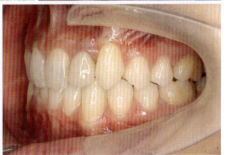
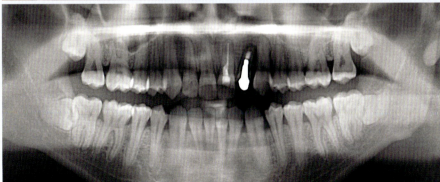

治療結果

　埋まっていた犬歯は本来の位置に配列することができ、さらに下あごとしっかり噛み合うことによって本来の犬歯の役割も取り戻すことができました。またふぞろいな下前歯も整列しており、深い前歯の噛み合わせも改善することができ、審美的にも機能的にも良好な結果になりました。

　埋まっている犬歯を引っ張り出すのは難しい移動にはなりますが、CT検査やレントゲン写真から埋まっている歯の位置や角度、深さ等をしっかり把握して引っ張る方向を正確に診断することができれば、症例によってはアライナー矯正治療も可能になります。埋まっている歯に装置を装着するには外科的な処置が必要ですが、今回は口腔外科医との連携により治療を完了することができました。

[非抜歯] [小児] [叢生]

症例30 前歯のデコボコ（小児矯正）

患者DATA	
性別・年齢（初診時）	男児、9歳2ヵ月
主訴	前歯がふぞろい、上前歯にすき間がある
症状	叢生、正中離開
診断	正中離開をともなう叢生

初診時（9歳2ヵ月）

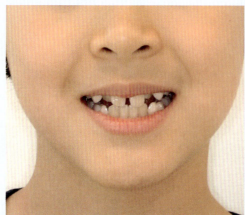
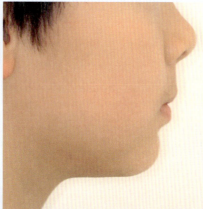
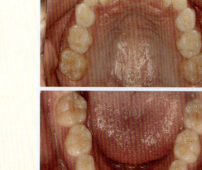
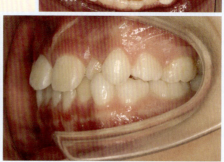
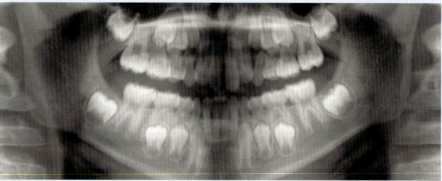

主な治療の経過（初診から）

1ヵ月後
- アライナーとアライナーチューイの使用を開始（1日15時間使用）
- 上唇小帯（上の前歯と唇の間の歯ぐきのスジ）を切除

2ヵ月後
- アタッチメントを設置し、2枚目以降のアライナーの使用を開始（7日おきに交換、1日16時間使用）
- アライナーを毎日一定時間使用することを確認し、以降2ヵ月に一度の間隔で通院

7ヵ月後
- 上前歯の配列と奥歯の噛み合わせの調整のため、追加アライナーを製作

9ヵ月後
- アタッチメントを撤去

10ヵ月後
- 歯並び、噛み合わせを確認し、治療を終了
- リテーナー（後戻り防止装置）を装着し、永久歯列交換終了まで経過観察を行う

【専門用語解説】
叢生（そうせい） ＊ふぞろいな歯並び。歯が重なりあったり乱れて並んだ状態。
アライナーチューイ ＊マウスピースの適合を良くするために噛み込む、弾性のある補助器具。

症例提示者：岩田直晃／アールエフ矯正歯科

デジタルシミュレーション

移動前

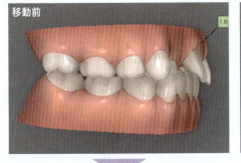
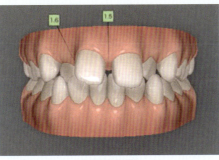
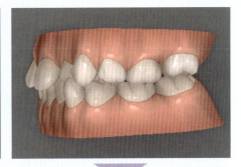

治療後

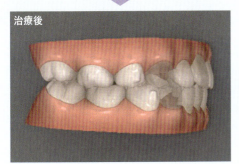
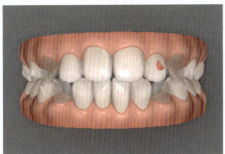
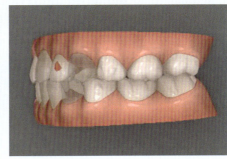

動画でCheck!
シミュレーション

for Dentist

治療計画

- 患者さんおよび保護者は矯正治療中のう蝕リスクを心配し、通常のワイヤー矯正装置や床矯正装置にも抵抗があったため、マウスピース型装置による矯正治療を希望した。患者さん本人も矯正治療には当初消極的であったが、マウスピース型装置なら治療をしてみてもよいという発言があった。
- 口腔内所見から上下顎前歯部の叢生と正中離開を認め、2|2 は舌側転位していた。正貌写真では口唇の閉鎖不全や前突は認められなかった。側貌セファロ分析では骨格的には上下顎ともやや後退しているものの、前歯の歯軸は上下顎とも標準範囲であった。
- 大臼歯関係はⅠ級であり今後の永久歯列の萌出スペースを考慮し、Ⅰ期治療において上下顎歯列の拡大と前歯部の配列を計画。その後、側方歯群の永久歯への交換を経過観察する予定とする。

デジタルシミュレーションのポイント・留意点

- 本症例では上下顎歯列を拡大しつつ前歯の配列を同時に行う計画にし、乳犬歯には将来的な犬歯の萌出スペースを考慮して近遠心にスペースを設計。
- また、上顎側切歯の唇側への移動にともないアライナー装置にバイトウィング（下顎を前方に誘導するための翼状の突起）を設置する。これは側切歯の移動中に起こりうる前歯の過剰な干渉や顎位の変化を防止するためである。しかし、バイトウィングを使用することでアライナーの維持は弱くなるため、側方歯にアタッチメントを付与し維持を強化して歯列の拡大も十分に行えるようにする。
- 混合歯列では歯冠高径が低くアライナーが薄くなるため、アタッチメントの量や大きさが過剰であると着脱時に変形や破損が多くなるので注意が必要である。また、小児が着脱するため外せない等のトラブルが起こる可能性もある。乳歯は将来的に脱落し、Ⅰ期治療での多少の不適合は影響が少ないため、通常は移動の多い前歯と第一大臼歯にアタッチメントを設置するだけで十分である。

治療経過1　初診から5ヵ月後（9歳7ヵ月）

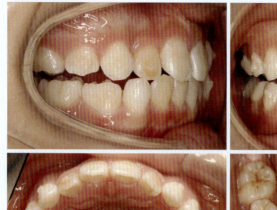
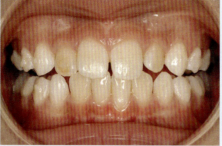
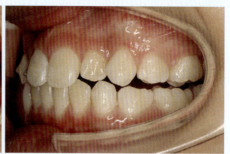
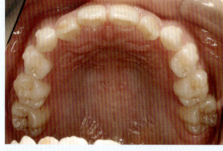
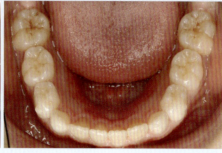

アライナー使用枚数：20枚目（30枚のうち）

治療経過2　初診から7ヵ月後（9歳9ヵ月）

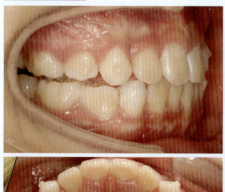
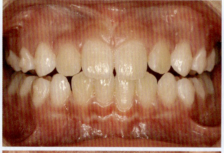
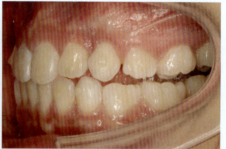
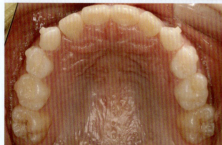
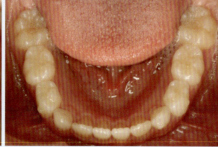

アライナー使用枚数：30枚目（30枚のうち）

治療内容および経過

　初回治療計画のアライナーは30枚で、バイトウィング（下あごを前方に誘導するための翼状の突起）を併用しました。1枚目のアライナーを装着後、正中離開（上前歯のすき間）の原因の1つであった上唇小帯（上の前歯と唇の間の歯ぐきのスジ）の切除を他院に依頼しました。切除後は、上下の歯列の拡大（歯並びを外側へ拡げること）および前歯の配列を目的として、アライナーを7日交換でスタートしました。途中、アライナーのアンフィット（不適合）が認められた左右上の切歯のアタッチメントを撤去し、30枚使用したところでデジタルシミュレーションと比較し、治療状況を確認しました。

　上下の歯列の拡大と上前歯のすき間は改善したものの、奥歯の前方への傾斜や奥歯が噛み合わない等が認められたため、追加アライナーを7枚製作し噛み合わせの調整を図りました。追加アライナー使用時にはバイトウィングを設置せず、上下前歯のみ接触する部分を取り除く目的で前歯の配列と圧下（歯の根っこへの移動）および奥歯の挺出（歯の先端方向への移動）を行いました。その後、取り外し式リテーナー（後戻り防止装置）を製作。リテーナーは就寝時の使用とし、永久歯列への交換完了まで経過観察しています。

| 治療終了時 | 初診から10ヵ月後（9歳11ヵ月） |

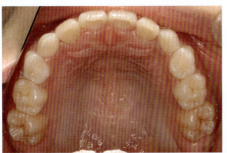
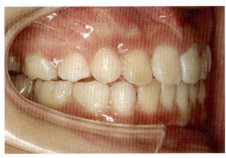
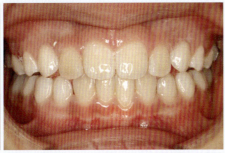
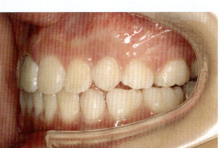
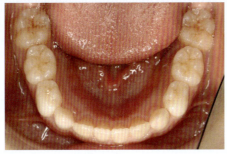

治療結果

　患者さんの主訴であった前歯の叢生（ふぞろい）と上前歯のすき間を改善し、歯列も拡大して良好な歯並びとなりました。

　Ⅰ期治療において前歯の叢生や側切歯の舌側へのズレがある症例は多く見受けられます。通常の治療では床矯正装置や固定式拡大装置で拡大を行い、スプリングやワイヤー矯正装置で舌側転位している側切歯を改善する方法が一般的です。その場合、前歯がぶつかることで側切歯の移動に時間がかかったり、装置の脱離やスプリングのアンフィット（不適合）等のトラブルも起こりやすいです。その点アライナー矯正治療では、アライナーの交換のみで拡大や前歯の配列、必要に応じて前歯が当たらないようにすることも同時に行えます。これは患者さん本人だけでなく、我々治療する側においてもメリットのある装置といえます。また、Ⅰ期治療において保護者が心配する内容として、装置の紛失や破損があります。その点でも毎週交換でき、紛失時の対応としては次のアライナーを使用するだけであるため安心といえます。

監修者紹介

西井 康 Yasushi Nishii

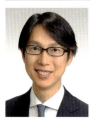

1986年　東京歯科大学卒業
1998年　東京歯科大学歯科矯正学講座 助教
2001年　博士(歯学)号取得(東京歯科大学)
2007年　米国南カリフォルニア大学歯学部
　　　　Visiting Scholar
2014年　東京歯科大学歯科矯正学講座 講師
2018年　東京歯科大学歯科矯正学講座 准教授
2019年　東京歯科大学歯科矯正学講座 主任教授

＜現在＞
日本矯正歯科学会 常務理事・認定医・指導医・臨床指導医
東京矯正歯科学会 会長
日本顎変形症学会 理事
日本口蓋裂学会 代議員
World Implant Orthodontic Association 評議員

編著者紹介

岩田直晃 Naoaki Iwata

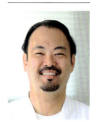

2007年　東京歯科大学卒業
2008年　東京歯科大学歯科矯正学講座入局
2011年　東京歯科大学歯科矯正学講座卒後研修課程修了
　　　　東京歯科大学水道橋病院 矯正歯科レジデント
2014年　アールエフ矯正歯科開業
2017年　福岡天神矯正歯科開業
2021年　医療法人社団rise 理事長
2024年　代官山こども矯正歯科開業

＜現在＞
日本矯正歯科学会 認定医・臨床指導医
インビザライン・ジャパン公認アラインエデュケーター

著者紹介（50音順）

岡野修一郎　Shuichiro Okano

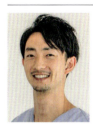

2011年　日本大学松戸歯学部卒業
2014年　日本大学松戸歯学部歯科矯正学講座卒後研修過程修了
　　　　青山アール矯正歯科勤務
2021年　Aligner Studio開業

＜現在＞
ヨーロッパアライナー矯正歯科学会認定医(EBAO)
JAO (Journal of Aligner Orthodontics) 日本版 Local Advisory Board member
アラインテクノロジー公認、インビザライン・ジャパン公認アラインファカルティ

東野良治　Ryoji Higashino

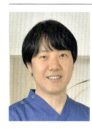

2002年　大阪大学歯学部卒業
2006年　東京医科歯科大学大学院医歯学総合研究科（顎顔面矯正学分野）修了
　　　　博士（歯学）号取得（東京医科歯科大学）
2012年　神保町矯正歯科クリニック開業

＜現在＞
日本矯正歯科学会 認定医
東京都歯科医師連盟 評議員
アラインテクノロジー公認、インビザライン・ジャパン公認アラインファカルティ

牧野正志　Masashi Makino

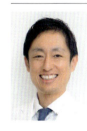

2006年　徳島大学歯学部卒業
2007年　東京歯科大学歯科矯正学講座入局
2010年　東京歯科大学歯科矯正学講座卒後研修課程修了
　　　　東京歯科大学水道橋病院 矯正歯科レジデント
2012年　まきの歯列矯正クリニック開業

＜現在＞
日本矯正歯科学会 認定医・臨床指導医
アラインテクノロジー公認、インビザライン・ジャパン公認アラインファカルティ

山澤秀彦　Hidehiko Yamasawa

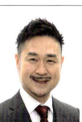

1994年　東京医科歯科大学歯学部卒業
　　　　東京医科歯科大学歯科矯正学第1分野入局
1998年　東京医科歯科大学大学院（歯科矯正学第1分野）修了
　　　　博士（歯学）号取得（東京医科歯科大学）
2011年　目白歯科矯正歯科開業

＜現在＞
日本矯正歯科学会　認定医
インビザライン・ジャパン公認アラインエデュケーター

カバーデザイン　鮎川　廉（アユカワデザインアトリエ）
本文イラスト　　柿崎こうこ

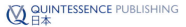

矯正治療をご希望の方へ
アライナー矯正治療 受診ナビ

2025年3月10日　第1版第1刷発行

監　　修	西井　康（にしい　やすし）
編　　著	岩田直晃（いわた　なおあき）
著　　者	岡野修一郎（おかの　しゅういちろう）／東野良治（ひがしの　りょうじ）／牧野正志（まきの　まさし）／山澤秀彦（やまさわひでひこ）
発 行 人	北峯康充
発 行 所	クインテッセンス出版株式会社 東京都文京区本郷3丁目2番6号　〒113-0033 クイントハウスビル　電話(03)5842-2270(代表) 　　　　　　　　　　　(03)5842-2272(営業部) 　　　　　　　　　　　(03)5842-2284(編集部) web page address　https://www.quint-j.co.jp

印刷・製本　株式会社創英

Printed in Japan　　　　　　　　　　禁無断転載・複写
ISBN978-4-7812-1118-3　C3047　　　落丁本・乱丁本はお取り替えします
　　　　　　　　　　　　　　　　　　定価はカバーに表示してあります